桂派名老中医·学术卷

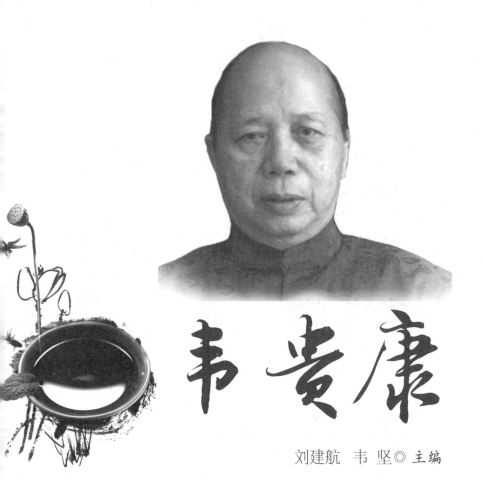

韦贵康

刘建航　韦　坚◎主编

U0346648

中国中医药出版社

·北　京·

图书在版编目（CIP）数据

桂派名老中医 . 学术卷 . 韦贵康 / 刘建航，韦坚主编 . —北京：
中国中医药出版社，2021.12
ISBN 978 – 7 – 5132 – 5426 – 7

Ⅰ . ①桂…　Ⅱ . ①刘…②韦…　Ⅲ . ①中医临床 – 经验 – 中国 –
现代　Ⅳ . ① R2

中国版本图书馆 CIP 数据核字（2019）第 003825 号

融合出版数字化资源服务说明

本书为融合出版物，其增值数字化资源在"医开讲"平台发布。

资源访问说明

扫描右方二维码下载"医开讲 APP"或到"医开讲网站"
（网址：www.e-lesson.cn）注册登录，输入封底"序列号"
进行账号绑定后即可访问相关数字化资源（注意：序列号只
可绑定一个账号，为避免不必要的损失，请您刮开序列号立
即进行账号绑定激活）。

中国中医药出版社出版

北京经济技术开发区科创十三街 31 号院二区 8 号楼
邮政编码　100176
传真　010-64405721
保定市西城胶印有限公司印刷
各地新华书店经销

开本 880 × 1230　1/32　印张 7.75　字数 153 千字
2021 年 12 月第 1 版　2021 年 12 月第 1 次印刷
书号　ISBN 978 – 7 – 5132 – 5426 – 7

定价　38.00 元
网址　www.cptcm.com

服 务 热 线　010-64405510　微信服务号　zgzyycbs
购 书 热 线　010-89535836　微商城网址　https://kdt.im/LIdUGr
维 权 打 假　010-64405753　天猫旗舰店网址　https://zgzyycbs.tmall.com

如有印装质量问题请与本社出版部联系（010-64405510）
版权专有　侵权必究

《桂派名老中医·学术卷》丛书编委会

总 顾 问	李　康　王国强
顾　　问	李国坚　王　勇　尤剑鹏　梁　远　苏　力
	许亚南
主　　编	甘　霖
执行主编	庞　军
副 主 编	吕　琳　吴胜华　冷　静

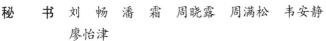

编　　委（按姓氏拼音排序）

陈国忠　陈翰芝　陈前军　邓　鑫　窦维华
韩景波　何国交　何新兵　黄　彬　黄家诏
黄宁华　黄肖华　黄选华　蓝青强　李桂文
李　莉　李瑞吉　李廷冠　李益忠　梁少华
梁　雪　林　辰　林寿宁　刘建航　罗纳新
米　琨　莫小勤　潘汉升　潘小霞　庞学丰
秦华珍　覃洁梅　荣远明　荣　震　司徒红林
王柏灿　韦贵康　韦立富　韦丽君　文正兴
肖廷刚　谢　冰　徐富业　杨嘉珍　杨清华
杨　伟　岳　进　曾令鉴　曾　清　张以昆
赵利华　周　蓓　周德丽　周培郁　周文光
周卓宁　卓　睿

秘　　书　刘　畅　潘　霜　周晓露　周满松　韦安静
　　　　　廖怡津

"广西老中医药民族医药专家宣传工程"
工作委员会

总顾问　李　康
顾　问　李国坚　王　勇　尤剑鹏　梁　远　苏　力
　　　　许亚南
主　任　甘　霖
副主任　朱　华　庞　军
委　员　王　宇　彭跃钢　耿文奎　黎甲文　吕　琳
　　　　吴胜华　项光谋　戴　铭　林　辰　黄贵华
　　　　李敏智　梁　健　周元明　韦浩明　杨嘉珍
　　　　黄　科　陆安权　梁启成　李　方
秘　书　吕　琳　唐红珍　姚　春　唐乾利　刘　畅
　　　　潘　霜　周晓露

桂派名老中医·学术卷

《韦贵康》编委会

主　审　韦贵康　唐友明

主　编　刘建航　韦　坚

编　委　（按姓氏笔画排序）

卢婷婷　汤显能　余绍涌　单京宝

黄　勇　章　恒　韩　杰　彭新静

谢桂鑫　雷　振

鸣　谢　（按姓氏笔画排序）

刘　武　安连生　许建文　陈　锋

陈小刚　周红海　周宾宾　黄有荣

戴七一

李　序

广西是我国中医人才辈出、中药资源丰富的省份之一。系统挖掘整理广西地区国家级名老中医经验，是中医药薪火相传、创新发展的源泉，培养后继人才的重要途径，也是中医药教育有广泛现实意义的一项重要工作。

《桂派名老中医·学术卷》是我区自新中国成立以来较为系统的一套汇集所有国家级名老中医学术经验的专辑。这些老一代中医工作者弘扬国医，自信自强，大医精诚，堪为榜样。书中汇集了以"国医大师"班秀文为代表的一批医术精湛、德高望重的名医名家的学术思想与经验，从学术思想、临床经验、医德医风与治学等方面介绍了他们所取得的学术成就，从不同角度反映了他们成长的历程，展现了其对所擅长疾病的真知灼见与临证心得体会。精辟的见解，给人以启迪，足资效法，堪为轨范。本套丛书的出版，有助于激励中医药后继者深入研究和精通中医药学，有助于当代名中医的成长，有利于继承和发扬中医药的特色优势，弘扬广西地方名医学术思想，进一步提高广西中医药地位。我们应当继续深入做好对广西中医药、广西民族医药的发掘和整理提高工作，保存和发扬中医药特色与优势，推动传承与创新，弘扬中医药文化，加强中医药人才队伍的建设，加强中医药科学研究，加快名老中医的经验、学术、技能、文献等抢救工作的步伐，推进中医药理论和实践创新，为促进中医药、民族医药事业作出新的更大的贡献。

广西壮族自治区副主席　李康

2010 年 12 月

王　序

　　中医药是中华民族的瑰宝，在我国各族人民长期的生产生活实践和与疾病做斗争中逐步形成并不断丰富发展，为中华民族的繁衍昌盛作出了重要贡献，作为中国特色医药卫生体系的重要组成部分，至今仍在维护人民健康中发挥着独特作用。中医药天地一体、天人合一、天地人和、和而不同的思想基础，整体观、系统论、辨证论治的指导原则，以人为本、大医精诚的核心价值，不仅贯穿于中医药对生命、健康和疾病的认知理论与防病治病、养生康复的临床实践，而且深刻地体现了中华民族的认知方式、价值取向和审美情趣，具有超前性和先进性。随着健康观念变化和医学模式转变，中医药越来越显示出其宝贵价值、独特优势和旺盛的生命力。

　　广西地处岭南，中医药、民族医药资源丰富。历史上，无数医家博极医源，精勤不倦，为中医药和民族医药发展作出了积极贡献。广西广大中医药和民族医药工作者认真继承，加快创新，涌现出一批治学严谨、医德高尚、医术精湛的全国名老中医。为了展示他们的风采，激励后学，广西壮族自治区卫生厅组织编写了《桂派名老中医》丛书，对"国医大师"班秀文等28位全国名老中医做了全面介绍。传记卷记录了名医的成长历程、诊疗实践和医德医风，学术卷展示了他们的学术思想和临证经验。这套丛书的出版，不仅有利于读者学习"桂派名老中医"独到的医技医术和良好的医德医风，也将为促进广西中医药和民族医药的传承创新起到重要作用。

随着党和国家更加重视中医药，广大人民群众更加信赖中医药，国际社会更加关注中医药，中医药事业迎来了良好的发展战略机遇期。衷心希望广大中医药和民族医药工作者抓住机遇，以名老中医为榜样，坚持读经典，跟名师，多临床，有悟性，弘扬大医精诚的医德医风，不断成长进步，为我国中医药事业发展作出新的更大的贡献。

中华人民共和国卫生部副部长

国家中医药管理局局长

2011 年 1 月

前　言

中医药、民族医药是我国各族人民在几千年生产生活实践和与疾病做斗争中逐步形成并不断丰富发展的医学科学，为中华民族的繁衍昌盛作出了重要贡献，对世界文明进步产生了积极影响。新中国成立特别是改革开放以来，党中央、国务院高度重视中医药工作，中医药事业取得了显著成就。

广西地处祖国南疆，是全国唯一同时沿海、沿边、沿江的省区，是西南地区最便捷的出海大通道。广西中草药资源丰富，中草药品种居全国第二位。广西是壮、汉、瑶、苗、侗、仫佬、毛南、回、京、彝、水、仡佬12个民族的世居地，其中壮族是我国人口最多的少数民族。在壮、汉等各民族文化的滋养下，广西独特的区位优势和丰富的药材资源，孕育了"桂派中医"这一独特的中医流派，在全国中医行业独树一帜，在东南亚地区也具有广泛影响。

近年来，在自治区党委、政府的正确领导下，广西中医药、广西民族医药事业蓬勃发展，百家争鸣，百花齐放，名医辈出，涌现了以"国医大师"班秀文为代表的一大批"桂派中医"名家，他们数十年如一日地奋斗在临床、科研、教学一线，以高尚的医德、精湛的医术赢得了广大人民群众的赞誉。"桂派名老中医"是"桂派中医"的代表人物，在长期的医疗实践中，他们逐渐摸索总结出具有广西特色的一整套方法和经验，为广西中医药、民族医药发展作出了独特的贡献。

为弘扬"桂派名老中医"全心全意为人民群众服务的奉献精神，大力营造名医辈出的良好氛围，调动广大中医药、民族医药工作者的积极性，在广西壮族自治区人民政府和国家中医药管理局的大力支持下，广西实施了"国医大师"班秀文等老中医药、民族医药专家宣传工程，《桂派名老中医》丛书就是该工程的成果之一。丛书分为学术卷和传记卷。学术卷在发掘、整理"桂派名老中医"学术思想和临床经验的基础上，筛选出第一批名老专家，将他们数十年的临床体会和经典医案进行系统梳理提炼，旨在全面总结他们的医学成就，为繁荣中医药学术、促进中医药事业发展作出贡献；传记卷由专业作家撰写，主要记录"桂派名老中医"的人生经历和成才轨迹，弘扬他们大医精诚的精神，希望能借此探索中医名家的成长成才规律，为在新形势下构建中医药人才的培养体系提供借鉴。

由于时间紧迫，书中错漏在所难免，恳请读者批评指正。

广西壮族自治区卫生厅
广西壮族自治区中医药管理局
2010 年 12 月

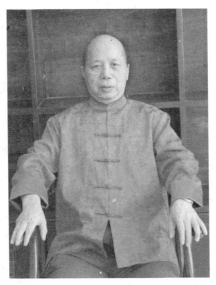

韦贵康教授

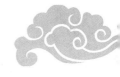

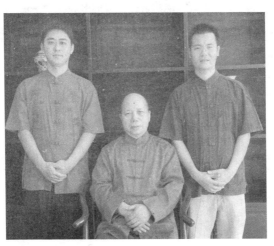

韦贵康教授与学术继承人刘建航（左）、谢冰（右）

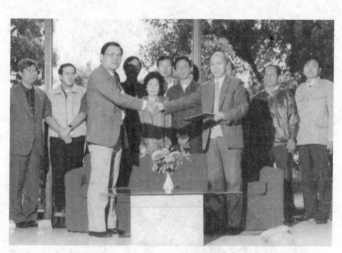

韦贵康教授与泰国孔敬大学派博教授签订合作协议（1989）

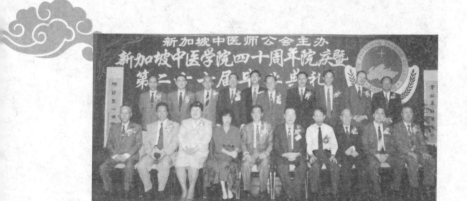

韦贵康教授（第二排左一）
参加新加坡中医学院四十周年庆典（1994）

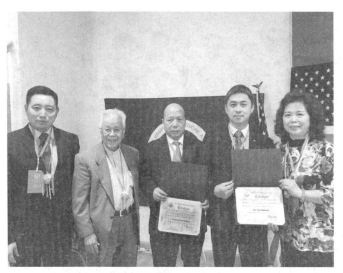

韦贵康教授（中）获纽约州议会颁发的荣誉证书

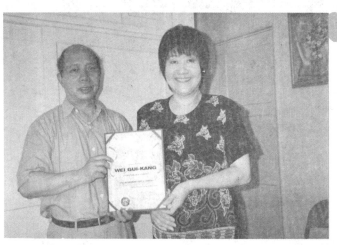

韦贵康教授接受美国阿罕布拉市颁发的荣誉市民证书（2001）

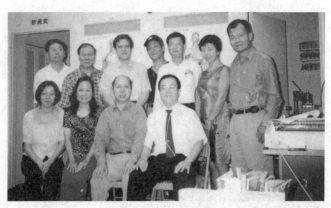

韦贵康教授（第一排右二）
在美国举办高级手法研修班（2000）

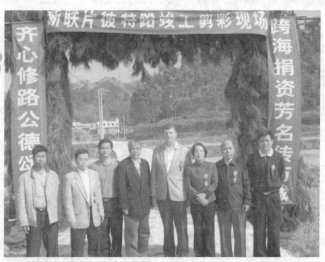

澳大利亚彼特先生（右四）捐资修建韦贵康教授（右二）
家乡小路剪彩仪式（2008）

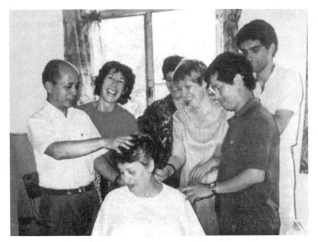

韦贵康教授（左一）指导法国学员手法操作

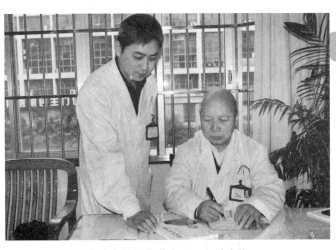

韦贵康教授与学术继承人刘建航

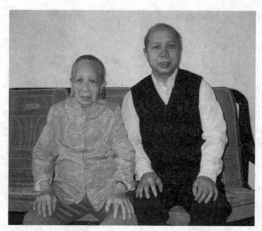

韦贵康教授与 91 岁高龄母亲（2003）

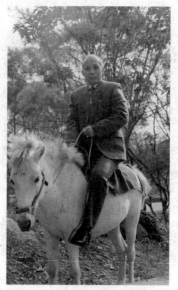

韦贵康教授练习骑马（1993）

目　录

韦贵康

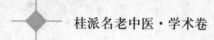

医家小传

韦贵康教授1938年10月出生于广西宾阳县高田乡新阳村，系北宋山涛公分支、明代智钢公分支、清代德国公分支。1946～1951年就读于宾阳南华小学、高田中心小学。1951～1958年就读于新桥中学、宾阳中学。1964年毕业于河南平乐正骨学院。1989年任广西中医学院（现广西中医药大学）院长兼党委副书记。韦贵康教授现为广西中医药大学终身教授，主任医师，中国中医科学院师承博士后导师，博士研究生导师，跨世纪骨伤杰出人才，是享誉国际的著名骨伤科专家。

　　在50余年的工作中，韦贵康教授一直从事中医骨伤科教学、医疗、科研工作，曾先后到天津、北京、上海等地大医院进修培训，得到过高云峰、郭维淮、尚天裕、冯天有、谭清潭等著名骨科教授以及民间著名骨伤科专家梁锡思的言传身教，擅长骨关节损伤性疾病特别是脊柱相关疾病的诊治，其手法治疗独树一帜，是一位融汇中西的骨伤大家。在从医从教的职业生涯中，韦贵康教授凭借精湛的医术、高尚的品德，取得了显著的成就。

　　韦贵康教授治学严谨，为人心胸宽广，关心同道，提携后辈；对待学生，因材施教，有教无类；重视实践，教导弟子勤学苦练，提出"常练才熟练，熟练成技术，技术变技巧"的实践观。其教授过的研究生、本科生、大专生、进修生及外国留学生达1万余人，1988年开始作为主（总）导师培养了国内外骨伤科硕士研究生103人、博士研究生5人、博士后2人，现仍然作为师承指导老师，开展中医传承教育工作，可谓桃李满天下。在工作中，韦贵康教授总是以高标准严格要求自己，处处以身作则，一贯自重、自省、自警、自律。韦贵康教授因其崇高的威望、谦和热忱的人格魅力、圆融的处事作风赢得了各方面的敬重和爱戴，先后担任过广西中医学院第二附属医院（现广西中医药大学附属瑞康医院）院长、广西壮族自治区中医骨伤科研究所所长、广西中医学院院长。

作为一名骨伤科专家，韦贵康教授勤勉好学，谦逊自省，具备丰富的临床经验和扎实的理论基础，医德高尚，医术精湛。在50余年的从医生涯中，韦贵康教授治疗的患者多达20余万人次，有平民百姓，也有国内外政要、知名人士。对于患者，无论贵贱贫富，地位高低，他皆如至亲。因疗效显著，韦贵康教授在患者中口碑极佳。

在繁忙的门诊之余，韦贵康教授还带领团队开展学术研究，研究范围以脊柱损伤性疾病和脊柱相关性疾病为主，涉及骨伤科多个领域。他主持的项目有"手法治疗颈椎性血压异常""脊柱相关性疾病研究""国外多功能外固定架的引进"等，其中获得省部级以上科技成果5项，国家专利3项，在国内外发表论文80多篇，担任主编或副主编的著作30部。韦贵康教授多次应邀赴新加坡、澳大利亚、美国、俄罗斯、日本、德国、奥地利、瑞典、泰国、越南、阿联酋等10多个国家和中国港澳台地区进行讲学及学术交流，深受好评。经他倡导创办和担任主席的世界手法医学联合会和广西国际手法医学协会已在国内外召开了24届学术会议，来自亚、欧、澳、美洲的50多个国家和地区的数千人参加了会议，产生了较大的学术影响。

韦贵康

韦贵康教授既是一名德高望重的教授、医生，也是一位优秀的高等教育与医疗、科研机构的管理者和社会活动家。他先后被选为南宁市人大代表，广西壮族自治区政协常委，广西壮族自治区医药卫生委员会主任，广西壮族自治区科学技术协会副主席，广西中医药学会常务副会长、代会长、名誉会长；曾任《广西中医药》杂志主编，《中国中医骨伤科》杂志副主编，《中医正骨》杂志副主编，全国骨伤学会副会长，中华接骨医学会副会长，全国高等中医院校骨伤科研究会会长，国家中医药管理局科技成果终评委员会委员，国家自然基金科技项目评审专家，世界中医药学会联合会骨伤科专业委员会副会长，世界中医骨科联合会主席，香港中医骨伤科学院院长，国际中医药学院院长。

　　鉴于韦贵康教授的卓越贡献，全国总工会授予其"五一劳动奖章"，教育部授予其"全国优秀教师""全国优秀教育工作者"的光荣称号。他被评为全国骨伤名师、全国名老中医，2017 年 6 月 29 日被评为全国第三批"国医大师"。广西壮族自治区政府授予其"八桂名师"，成立了全国先进名医工作站韦贵康名医工作室，自 1991 年起享受国务院政府特殊津贴。韦贵康教授曾被聘为俄罗斯依尔库茨克医学院客座教授，俄罗斯依尔库茨克骨科研究所客座教授兼副博士生导师，澳大利亚自然医学院客座教授，香港中医骨伤科学院院长，中华国际传统医药学会名誉主席，新加坡拳器道国术总院名誉院长，新加坡中医学院客座教授，新加坡中华医学会顾问，美国疼痛医学研究院名誉院长，美国纽约中医药研究院名誉院长、院士等，还获得了美国阿罕布拉市荣誉市民的称号。《人民日报》《健康报》《广西日报》《南宁晚报》《世界日报》《新加坡联合早报》《纽约时报》，以及中央电视台、广西电视台、南宁电视台、半岛电视台等国内外多家媒体对他进行了报道。

韦贵康教授虽已八旬，但仍然活跃在临床、教学和科研一线，在中医骨伤科这片热土上辛勤耕耘。他医术精湛，医德高尚，治学严谨，待人诚信，谦逊好学，教学与科研颇多建树，是值得我们尊敬和追随的楷模！

韦贵康

学术思想

理论与临床并重观

　　韦贵康教授强调学习中医正骨手法必须对人体正常筋骨的结构关系有一个清楚的了解，如《医宗金鉴·正骨心法要旨》所述："必先知其体相，识其部位。"韦贵康教授毕业于河南平乐正骨学院，基础理论扎实，曾先后到过天津、北京、上海等地大医院骨科进修，这些为韦贵康教授手法的精到奠定了坚实的基础，"一旦临证，机触于外，巧生于内，手随心转，法从手出"。韦贵康教授如今虽已八旬，但仍坚持出门诊，几十年如一日，临床不辍，亲自给患者诊治及进行手法治疗，就是为了更好地将理论运用于临床，在临床中不断验证，不断发展。手法是一项实践性非常强的手艺，只有通过不断的临床实践才能熟练应用。韦贵康教授在教育学生时常说："心到、眼到，不如手到。"只有多接触患者，才能找到手下的感觉，才能把理论运用到临床诊治中。韦贵康教授还强调患者是我们最好的老师，要注重在与患者的交流中更好地提高手法的技艺。韦贵康教授自始至终秉持理论与临床并重的理念，身体力行地做好榜样带头作用。

　　韦贵康教授指出，临床实践是中医基础理论产生的源泉，临床疗效是评价中医理论科学性的唯一标准，理论研究必须面向临床，即中医理论要以临床为基础，临床疗效是中医的立足之本。中医理论往往是抽象的，但这也是其美妙之处，只有在临床中才能有所体会、正确理解，死读书是行不通的，只有把读书和临证二者有机地结合起来，才能不断地创立新理论。韦贵康教授指出，不能把临床能力简单地理解为临床操作能力，临床能力是知识内容、逻辑思维、综合分析、接受与实践操作等诸方面能力的综合，是一个实践与经验积累的过程，是各种知识融会贯通、在实践中得以运用的技能。

当代中医的中坚是学验俱丰的名老中医，我们应该借鉴像韦贵康教授这样的名老中医的经验，理论与临床并重，才能不断成长。

脊柱整体观

韦贵康教授认为，脊柱损伤性疾病应树立整体观，局部损伤会对整体产生影响，只看局部不见整体，是不全面的。脊柱系统是一个整体，构成脊柱的各个部分之间和脊柱与内脏之间在结构上是相互联系的，在功能上是相互协调的，在病理上是相互影响的。脊柱及其所联系的各个组织器官都有各自不同的功能，而这些不同的功能又都是整体活动的组成部分。这种整体性正是以脊柱为中心，经血管、神经、经络等联系实现的，同时也体现在脊柱与四肢、脊柱与脏腑、经络、气血之间的生理与病理反应各个方面。正是基于这种整体观，在分析病因病理时更加全面，在检查诊断上更加准确，为有效治疗提供了客观依据。

韦贵康

脊柱整体观在临床工作中具体体现在以下几个方面。

1. 从注重局部单节段的观念转化为注重脊柱多节段调理的整体平衡观念。

2. 从单一的按照经验采用手法转变为充分借助相关西医学检查资料，结合生物力学原理指导手法操作。

3. 摒弃只注重手法而忽略肢体反应点的做法，运用中医经络理论中上病下治、左病右治等方法消除引起肌紧张反射的病理环节，以作为整脊手法的重要组成部分。

4. 脊柱与骨盆、下肢整体相关性的应用。作为人体承重的中轴，脊柱问题往往隐藏着骨盆和下肢生物力学的失衡，解决脊柱和骨盆问题可以为髋、膝、踝关节病痛提供新的临床治疗途径。要意识到髋、膝、踝的问题与脊柱骨盆问题相互影响、互为因果，注重它们之间隐含的联系，采取相应的治疗措施以达到良好的效果。

筋伤科疾病治疗的阴阳观

阳主动，阴主静，韦贵康教授认为筋伤疾病的治疗在于动静结合。"动"是绝对的，也是治疗的最终目的，"动"能促进气血流通，濡养关节，避免关节粘连，有利于关节功能的恢复；"静"是相对的，"静"有利于软组织及关节在静止状态下得到修复，防止遗留后遗症。"动"与"静"既是对立的，又是统一的，没有相对的静止状态，组织就无法修复；没有恰当的运动，组织、关节就无法恢复原有的活动功能。只有将"动"与"静"有机地结合起来，才能收到良好的疗效。在临床应用上应遵循以下 5 个原则。

1. 动静平衡　　"动"属阳，"静"属阴，当动静之间达到动态平衡即阴阳平衡时，则"其病乃治"。对于实质性损伤（如肌纤维撕裂、骨关节错缝、软骨盘脱出等）和损伤早期，应以"静"为主，如有小关节位移，首先复位并固定制动，对于局部瘀胀严重、疼痛剧烈者，暂不使用手法治疗，待症状缓解后再行手法治疗；损伤中后期，应以"动"为主，即可采用手法治疗，并鼓励患者多做关节功能锻炼。"动"与"静"要在不同性质的疾病和疾病的不同阶段达到动态平衡，即所谓"阴中有阳，阳中有阴""静中有动，动中有静"。

2. 功能活动要"早、渐、好"　　"早"即早期功能活动，软组织损伤早期，应进行未固定关节的活动，以通调气血，濡养肌筋；"渐"即循序渐进，病损关节的功能锻炼，力量应由弱到强，活动范围应由小到大；"好"即活动方法要正确，要在生理范围内进行，以主动活动为主，被动活动为辅。

3. 顺生理，反病理　　顺生理是指手法的方向和活动方式应顺应其原生理活动的功能及范围，如颈椎具有一定的前屈、后伸、侧偏和旋转的生理活动，在对颈椎病进行手法治疗时，应在颈椎正常的生理活动范围内进行，如超出则易导致意外。反病理是指治疗的姿势与受伤姿势相反，与病理机制相反，如前屈位所致的腰部筋伤应将患者腰椎在后伸位进行治疗；腰背肌痉挛，应在腰肌纤维垂直方向

11

进行分筋拨络，使痉挛的肌肉得以松解。

4. 急慢有别　急性筋伤多属外力所致，应以静制动，以免因过早活动而使软组织不能得到完全修复，遗留隐患；慢性筋伤多属劳损所致，应以动制静，以免组织关节因静而致活动功能障碍。

5. 治疗与预防结合　重视"治未病"的原则，治疗骨关节疾病的同时，强调预防为主，不仅治疗已发生的疾病，而且更要防治未发生或未发展的疾病，强调治疗结合保健。如筋伤疾病多有关节的解剖轻度移位或肌痉挛或炎变，治疗不当易遗留隐患，避免隐患在于复位完全，并与保健相结合。手法复位能使错缝的关节得到暂时的复位，而在治疗后的活动中往往容易再次错位，故在治疗后常常需要以保健的方法加以巩固复位的状态，如做相应的肌肉锻炼，使肌肉强健，防止再发生错位。

脊督一体观

脊督一体，即脊柱与督脉是一个整体，这是韦贵康教授经过数十年的研究、实践及总结得出的理论。脊督一体，其内涵包括解剖、生理、病理、病机、治疗等方面。督脉起于会阴，并于脊里，上风府，入脑，上颠，循额，其循行路线与现在解剖学的脊柱相合，此为解剖一体；督脉为阳脉之海，总督一身之阳气，络一身之阴气，督脉通过经气与头身脏腑相互产生影响，脊柱通过其中的神经系统对头身脏腑产生影响，此为生理一体；督脉经气受阻不仅会导致头身脏腑出现相应病证，而且会引起循行局部的疼痛不适，脊柱的问题也会影响督脉经气运行，不通则痛，此是病理病机一体；脊柱相关疾病，通过整治，调整脊柱序列，既纠正了位置关系，又疏通了督脉经气，从而实现正则通，顺则通，进而达到通则不痛，此为治疗一体。督脉及脊柱所联系的各个经脉或组织器官都有各自不同的功能，而这些不同的功能又都是整体活动的组成部分。这种相互联系，督脉是以经气为基础，脊柱是通过神经、血管的作用而实现的，但都是以脊柱为中心。脊督一体观，它具体体现在脊柱与脏腑、经络、气血、组织之间的生理与病理的各个方面。脊督一体观，实为中医理论同现代医学的有机结合，是古为今用的理论创新。

姿态失衡观

脊柱与四肢骨关节病损是人体疾病谱的重要组成部分，它的发病原因是多方面的，如外伤、劳损、不良的生活工作条件与方式、气候变化影响、环境的污染、不良心理因素等。不良的生活、工作姿态是其重要成因之一，一个健康的人体姿势的形态是"行如风，站如松，坐如钟，卧如弓"。工作、学习、穿着、吃饭、运动、搬物等贯穿了人体的活动，都需要选择相应的姿态，有静态的姿势，也有动态的姿势。人体的姿态能够影响到脊柱和四肢及其附带的

韦贵康

骨骼与肌肉，无论动静皆如此。

颈、肩、腰、腿疼痛的原因，除了急性外伤后遗、慢性劳损、感受风寒湿邪等原因之外，还有不良的生活、工作、学习姿态。姿态决定健康，共有100多种病，如头晕、头痛、血压异常、心律失常、失眠、胸闷、胃脘痛、糖尿病、忧郁症、疲劳综合征、性功能障碍症、痛经、内脏功能紊乱等，都与脊椎姿势不良有关。脊柱是姿势调控中心，脊柱平衡是良好姿势的基础，是生命的支柱，脊柱失衡则为百病之源。

以通为用观

韦贵康教授认为，脊柱失稳，小关节紊乱、错位，周围软组织痉挛、挛缩，使人体气血运行不畅，经络阻滞不通。此外，气血不足、肝肾亏虚、脏腑功能失调也会引起经脉、肌肉、筋膜、骨髓失荣，互为因果，引起疾病的发生。此类情况多属于中医的"痹病""痰证""痉病"等，可以将其归纳为"六不通"：不正不通、不顺不通、不松不通、不动不通、不调不通、不荣不通，即关节错缝则不通，肌纤维紊乱不顺则不通，肌痉挛或软组织粘连则不通，关节不动则不通，脏腑不调则不通，组织失荣则不通。在治疗上以"通"为用，正则通、顺则通、松则通、动则通、调则通、荣则通，以此达到治疗目的。

针对韦贵康教授提出的病因学"六不通"理论，产生

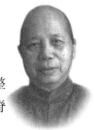

了针对病因治疗的"六通"理论，该理论遵循韦氏脊柱整治手法的特点，即"顺生理、反病理"、筋骨并重、注重脊柱内外力学平衡、注重内外兼治。

在诊治过程中，韦贵康教授从整体观出发，以内养外调之方式全面调整机体阴阳平衡，采用通脊调骨、扶正逐瘀之"六通法"，遵循"顺生理，反病理"的基本手法，调节骨缝，活动关节，扶正移位，理通经脉，荣和脏腑，柔顺筋肉，以求筋柔骨正，从而达到良好的临床效果。

脊源性亚健康防治观

从中医学角度看，脊柱系统是以中医脏象学说、经络学说、气血津液理论为基础的，从整体观念出发，把"心－脑－脊髓"作为人体的主宰，脊柱为主轴（骨为干），脊柱周围肌肉肌腱、韧带滑膜、椎间盘、神经为网络（筋为刚），脊柱周围血管为营运系统（脉为营），脊柱周围脂肪（肉为墙）、皮肤为外围等组成的一个有机系统。它们通过经络气血的联系，互相依存，互相制约，保持动态平衡。从西医学角度看，脊柱系统则是脊柱内（脊柱）外（脊柱周围的肌肉、韧带滑膜、椎间盘、神经、血管、皮肤等软组织）平衡、相互协调的四维八方系统。在该系统中，只要有一方失调，就会产生相应的不适——脊源性亚健康，甚至是疾病。

既往亚健康的早期诊断都没有注意到与脊柱的联系，

韦贵康

15

但通过对脊柱的治疗，这些亚健康状态奇迹般地获得治愈或好转。所以，脊源性亚健康概念的提出考虑到亚健康状态不是从单一器官病理角度讨论某一个脏器的病变，而是将其与脊柱的病变联系起来。这种联系的媒介或中间环节有生物力学性、神经性、体液性、血流动力性、代谢性、生物电性。当脊旁、脊间的软组织损伤出现无菌性炎症和脊椎的关节错动，激惹了从椎间孔穿出的脊神经、血管，会出现诸多相关的不适，即出现"皮肤－内脏反射"。刺激了前支则出现前支支配区域头颅、胸腹壁的感觉异常；刺激了后支则出现后支支配区域的脊背局部异常不适；刺激或压迫了前后支之间的交感神经节时，可使交感神经的功能失调，进而引起自主神经的功能紊乱。自主神经对组织器官的生理活动起着双重调节作用，自主神经的功能紊乱会导致脏器功能的紊乱，而这些脏器的功能紊乱早期是功能性的，在相关脏器的理化检查中并无异常，故韦贵康教授认为此状态（期）为非病理期，即所谓的脊源性亚健康。

治疗脊源性亚健康，通过激发自身调节便能达到很好的治疗效果，而治疗脊柱相关疾病的根本是阻止或减少椎间盘的高内压，凡能达到此要求的都是好办法。想要达到这个要求，改变药物可以做到，物理治疗也有一定的效果，但不能持久，长期依赖物理治疗还会令自身的调节机能减退。采用手法纠正脊柱的错位，要经过脊柱自身调节才能持久稳定。最有效的方法是用手法治疗结合针灸、拔罐等方法。手法治疗的目的是纠正骨关节的错位，而针灸、拔罐等方法的目的是激发机体自身的调节功能，增强自我修

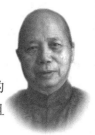

复能力，使机体自我修复损伤。这样才能达到长期稳定的效果，数种治疗方法结合，也能起到抗衰老的作用，而且与其他治疗方法相比较，该方法无不良反应，是最安全的。

自主锻炼观

脊柱某段的一个或多个椎骨发生解剖位移，经过旋转复位法等方法给予纠正后，仅达到部分的治疗目的，还有部分效果则需要患者进行自主功能锻炼，以巩固所取得的疗效。韦贵康教授强调以下几点。

1. 功能锻炼应以主动为主，被动为辅。练功时要求动作准确规范，以健肢带动患肢，动作要协调，对称平衡。

2. 功能锻炼宜尽早进行，并贯穿治疗的整个过程。

3. 功能锻炼宜循序渐进，由少至多，逐步加大，切忌急于求成，采用粗暴的被动活动。

4. 根据受伤的时间、程度、性质、类型及整复后的稳定程度决定功能锻炼的动作和方法；限制不利于病情好转的活动，以防发生疼痛、肿胀、再度移位、骨折等；当自觉疲累时，宜停止练功，不可硬撑，否则将会适得其反。

5. 鼓励患者树立信心，发挥患者的主观能动性，坚持正常锻炼。

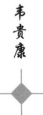

中医的发展观

　　韦贵康教授一直坚持将传统的研究方法与现代科学技术的研究方法并重，由于社会科学的理论体系还没有被赋予自然科学的解释，因此传统的研究方法非常重要。传统的研究方法符合中医学自身发展的规律，可以丰富和发展中医理论体系，但不能完整地与现代自然科学沟通；现代科学技术的研究方法可以对中医学的科学内涵做出解释，能与现代自然科学沟通，但理论创新尚需长期积累。因此，两者必须并重。传统的研究方法是以中医基本理论为指导，通过临床实践，对人体与疾病有了认识，取得了经验，并将其再用于临床实践，经过反复的认识、实践，最终上升为理论。现代科学技术的研究方法是运用现代科学技术的手段和方法，对中医学理论的科学内涵做出科学的说明。由于证候和中药药理的复杂性，以目前的实验方法学进行研究有诸多困难。

　　目前要加快中医的发展，一是加强对中医认识论的学习，即有关现代科学在方法学上与中医学相适应的认识论，中医药受到国家有关部门的重视，但是目前对中医学科学原理的认识还不够；二是继承、开发中国传统医学宝库；三是系统地发展属于中医自己的现代技术。这些工作需要广大同道中人不断努力，也需要进行广泛的国际合作，才能为中医学的发展做出贡献。

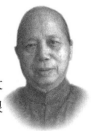

中医学的发展是历史发展潮流的一部分，现在国家大力扶持和发展中医药事业，通过中医同仁不断的努力、艰辛的付出，相信中医药事业一定会取得更大的进步。

韦氏脊柱整治手法

经过多年的总结，韦贵康教授在手法运用上形成了一套独特的套路体系与治疗方法，并将其应用于疾病的治疗与亚健康的调理。

1. 整治手法操作原则

（1）顺生理，反病理。

（2）组织结构力平衡。

（3）寻找与治疗反应点。

（4）筋骨并重。

（5）主兼结合。

（6）操作轻、巧、透。

2. 禁忌证及注意事项

（1）伴有严重内脏疾病者慎用。

（2）伴有急性感染与急性传染病者禁用。

（3）肿瘤、结核者禁用。

（4）妇女月经期、妊娠期慎用。

（5）椎间盘突出，压迫硬膜囊 >1/2 者慎用。

（6）年老体弱、饥饿、过度疲劳者慎用。

（7）避免暴力、猛力、死力。

韦贵康

3. 手法种类

（1）母法 18 法，即调骨 10 法、理筋 8 法。

母法之调骨 10 法：单人旋转复位法、角度复位法、侧旋提推法、掌推法、膝顶法、斜扳法、旋转复位法、单髋过伸复位法、单髋过屈复位法、侧卧挤压法。

母法之理筋 8 法：推散法、活筋松解法、理顺法、拿筋法、叩击法、传导法、反射法、调理法。

（2）子法 16 法，即调骨 12 法、理筋 4 法。

子法之调骨 12 法：颈椎后伸钩拉法、颈椎微屈前推法、加压抱头提拉法、卧位提拉旋转法、颈椎悬位推按法、加压提拉胸椎复位法、动态推拉法、摆腰法、端提悬击法、屈髋旋转复位法、颈椎牵引下四步整复法、腰椎牵引下四步整复法。

子法之理筋 4 法：鸣天鼓、弹捶、腹部"S""?"手法、回推法（合筋、通透法）。

（3）三联手法：以调骨与理筋手法为基础，再加上对症手法，称为三联手法。

中药临证经验

一、以经方为基础，结合现代研究成果

韦贵康教授善于运用现代研究新成果，如现代研究证实，何首乌含卵磷脂，而卵磷脂参与神经代谢，能增强超氧化物歧化酶的活性，清除炎症产生的自由基，并具有营

养神经的作用，故韦贵康教授在治疗脊柱损伤性疾病伴有神经损伤症状或供血不足产生的症状时，常喜用何首乌。但辨证属痰湿阻滞型时，则不用何首乌，因为何首乌药性滋阴，易于留湿。现代研究证实，天麻具有降压作用，升麻具有升压作用，故韦贵康教授治疗颈性眩晕伴高血压者用天麻，伴低血压者则用升麻。韦贵康教授充分发挥中医学和西医学的优势，采用中西医有机结合的方式辨证用药，每多效验。

二、分期与分型结合

在骨伤病证的诊疗中，韦贵康教授将损伤分为急性和慢性两类。急性损伤以分期论治为主，分为早、中、晚三期。早期"破"和"活"，症状轻者采用活血化瘀法，症状重者采用破血逐瘀法；中期"和"，以调和气血为主，令气血生化有源、升降有序、运行畅通；晚期"补"，调补气血，使气血得复，经脉、筋骨、肌肉得以濡养。慢性损伤以分型论治为主，将辨证和分型相结合。①瘀滞型：多见于损伤早期或反复发作的患者，以局部组织肿胀、尿黄、便秘、厌食等为主要症状，治以活血祛瘀，方用复元活血汤或桃红四物汤。②风寒湿热型：此型又有寒重、热重、湿重3种情况。寒重者，症见局部疼痛麻木，得温则缓，遇寒则剧，筋络拘挛，或者便溏、口淡、尿清长等，治以祛风散寒除湿，方用宽筋散或蠲痹汤。热重者，多为感受风热之邪或瘀血化热、风湿化热，故常在活血化瘀、舒筋通络的基础上加清热药。湿重者，多为感受风湿之邪、脾虚或阳虚不能运化水湿，此型多加燥湿健运、温补脾肾的药

韦贵康

物。③亏虚型：常见于损伤时间长的患者。肝肾阳虚者，症见腰膝酸软、形寒肢冷、畏寒、小便清长等，治以温补肝肾，常用金匮肾气丸。肝肾阴虚者，症见腰膝酸痛、五心烦热、头晕耳鸣、失眠盗汗、大便干结等，治以滋补肝肾，常用六味地黄丸。④脏躁型：常见于损伤疾病的中后期，症见心烦不眠、头晕头痛、坐卧不安、口苦咽干、耳鸣、便秘、尿黄等，治以镇静安神、滋阴清热，常用天麻钩藤饮或甘麦大枣汤加味。

专病论治

颈椎性疾病

头　痛

【概述】

头痛是指头颅范围内的疼痛，是一种以主观感觉为主的疾病，它可以是脑神经功能障碍或器质性病变的一种表现，也可以是颈椎疾病的症状之一。本节主要论述与颈椎病有关的头痛。患者一般有以下特点。

1. 有颈椎病病史，颈椎旁有压痛点，或可触及条索状或硬结状反应物，尤以环枕区明显。

2. 头痛主要为后枕部疼痛，常向两侧颞部放射，头部活动或颈部姿势的改变可影响头痛的程度。

3. 颈椎 X 线检查：颈椎生理弯曲有不同程度的改变，并见颈椎的某些病理改变。

4. 颅内外检查排除其他器质性疾患。

【证治经验】

（一）手法治疗

纠正偏移的颈椎，松解肌肉韧带，解除痉挛，恢复颈椎的内外平衡。

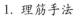

1. 理筋手法

（1）松解颈项肌：患者坐位，全身放松，医者用手掌或指腹捏拿揉按颈项肌，反复 6～8 次，重点施术于疼痛及肌紧张处，然后用拇指点按筋结点，并在肌紧张处理顺筋脉，最后自上向下推斜方肌 8 次。

（2）松解胸背肌：患者坐位，医者立于左侧，用滚法或手掌根部揉按胸背部，反复 4～5 次。

2. 调理手法　颈椎定点复位法（以 C2 棘突偏右为例）：患者坐位，医者左拇指置于棘突右侧，右手置于头顶部，使颈部前屈 35°、侧屈 35°、右旋 45°，医者左手其余四指置于右侧头颞部，右手换置于左侧面颌部，向右旋转时瞬间稍加大力度，拇指同时用力向左侧轻推，常听到"咯"的一声，手法完毕。

3. 对症手法

（1）分抹法：医者或患者自己以两手大拇指指腹着力，从患者两眉间印堂穴开始，沿眉弓上缘分别抹至太阳穴，起点时着力应稍重，分抹中力量逐渐减轻，前额部分可分 3 条线，每条线需抹 7～8 次。这种手法主要针对前额、眉棱骨等处以疼痛为主的偏头痛、神经性头痛，或是眼源性头痛。

（2）揉眉法：医者或患者自己以两手大拇指指腹着力，从患者印堂穴开始，沿眉弓上缘分别向外揉向攒竹、丝竹空、瞳子髎等穴直至太阳穴，反复施术 4～8 次。

（3）点压鱼腰法：医者以两手中指或拇指指腹着力，从患者两侧攒竹穴开始，分别在攒竹、鱼腰和瞳子髎等穴上行点穴法，目的是缓解眼眶周围的疼痛，起活血行气止痛之效。

（4）抹眼球法：医者以大拇指指腹着力，从患者睛明穴开始，经瞳子髎穴抹至太阳穴，反复操作20～30次。操作时要求轻快、柔软，如眼有红肿者，可抹40～50次。此法主要用于偏头痛急性发作期，出现眼痛以及伴随眼部视力下降、流泪、畏光等症状者。

（5）头面部穴位压迫法：医者以两手大拇指指腹着力，从患者两眉间印堂穴开始，分别按压其攒竹、睛明、迎香穴，合于鼻下人中穴，然后按压地仓穴合于承浆穴，再按压大迎、颊车穴，后改用两手中指着力，按翳风、听会、听宫、耳门的顺序，向上压至太阳穴，反复操作2～3次。此法除了缓解偏头痛之外，还适用于治疗面神经麻痹、三叉神经痛以及下颌关节炎、中耳炎等引起的头面诸痛证。

（6）压三经法：医者以大拇指指腹着力，从两眉间印堂穴开始，沿督脉向上压至头顶百会穴，然后再从两眉上少阳胆经之阳白穴开始，沿膀胱经压至络却穴，对百会、印堂、阳白等穴宜加重按压，反复操作3～4次。此法对于偏头痛的急性发作期具有十分显著的止痛作用，也适用于偏头痛持续状态、丛集性头痛发作、许多功能性原因导致的头痛。

（7）抹擦法：医者以两手中指、食指、无名指三指之末节着力，紧贴于患者两颞部进行半球形抹擦，抹擦时由一点逐渐向后移动，直至头顶。此法适用于以双侧头痛为主的偏头痛患者。

（8）梳法：医者两手手指屈曲，以手指指端在患者头发内快速而有节律地来回疏抓，俗称手指梳头法。此法适用于整个头部胀痛尤其以头皮疼痛为主的各种头痛，感冒初期也可用来疏风止痛。

（9）勾点风池法：医者以一手按住患者前额部，另一手中指微曲并用力勾点其风池穴，至患者有酸胀感并向前额部放射为止。两侧分别施术，也可以同时点风府穴或天柱、玉枕等穴。此法适用于以后枕部疼痛为主的偏头痛，也适用于肌紧张性头痛、枕神经痛以及颈椎病所致的头痛，同样，对外感而出现的头痛症状也有效果。

（10）掌叩法：医者两手互握，掌内空拳，以左手背为接触点，在患者头顶、前额部上下叩击。此法适用于以胀痛为主的各种头痛。

（二）其他

可用枕颌布托进行牵引，重量由轻到重，初时可用2kg，以后每日增加0.5kg，至8kg为止，初次为15～20分钟，以后可增至两个小时左右，每天1次，10～20次为1个疗程。进行牵引时（尤其是坐位牵引）应密切观察患者的情况，不可让患者睡着，以免发生意外。

【验案】

验案1：李某，女，52岁，小学教师，2003年5月初诊。

患者由于长期伏案工作、备课及批改作业，觉颈部不适伴头痛5年，主要为后头部疼痛，并伴有眩晕、耳鸣、视

韦贵康

力减退。检查：颈活动度受限，颈部肌肉紧张，颈椎中下段棘突两侧均有压痛，C4 棘突偏左，并可触及条索状硬物，C5、C6 椎体下缘骨质增生，相应节段项韧带钙化。

诊断：颈性头痛。

治疗：采用颈椎旋转复位法，局部给予分筋理筋手法和按摩术以缓解颈肌紧张，同时给予中药大补元煎加何首乌、枸杞子、天麻等养心安神之品调养身体以配合手法治疗。

1 次治疗后，症状明显减轻，继服中药。10 次治疗后，症状基本消失。

验案 2：韦某，女，43 岁。

患者 1 周前抬重物后致颈肩部扭伤，后逐步出现头痛，疼痛难忍。经其他医院单纯头痛、感冒治疗，效果不佳，遂来诊。检查：颈椎生理弯曲消失，颈部肌肉紧张，C1、C4 左侧及 C2 右侧压痛，颈活动度前屈 20°、后仰 20°、左旋 40°、右旋 60°。X 线示颈椎生理曲度消失，寰枢椎的寰齿关节左右不对称，C4 棘突稍左偏，C4、C5、C6 轻度骨质增生。

诊断：颈椎小关节紊乱；寰枢半脱位。

治疗：手法理筋、点穴，旋转复位恢复 C1、C2、C4 的生理位置。

第 2 天二诊：头痛及颈肩部疼痛明显减轻。行软组织松解，配合颈肩部烫疗，隔日 1 次。

4 次治疗后，所有症状消失。

按语：验案 1 是由于患者颈部过度劳累，刺激、压迫椎动脉及周围组织所导致的。患者的工作需要长期低头，又兼年龄趋老，生理状况趋向衰退，故稍不注意休息和锻炼就会诱发疾病产生，X 线片检查也证实了颈椎病的存在。采用手法纠正偏移的颈椎，并进行局部松解和全身调养，症状逐步消失。同时要注意预防与调理，如保持生活愉快和有规律地生活、工作、学习；早晚宜进行颈部功能锻炼，长期伏案工作者应每隔 1 小时左右活动一下颈部，也可以进行犀牛望月式等功能锻炼；睡眠时枕头宜松软，高度以自己握拳竖放时的高度为宜；掌握用眼、用脑的卫生常识，平时用眼、用脑要适度。验案 2 患者由于长期低头导致颈椎退行性改变，颈椎曲度消失，加之过度劳累导致寰枢椎半脱位以及其他节段小关节紊乱，压迫、刺激椎动脉及椎旁组织，诱发症状的产生。利用手法纠正颈椎小关节紊乱、寰枢关节错位，解除压迫，松解肌肉，症状消失。患者日常在加强颈部锻炼的同时，应更换圆柱枕，纠正颈椎曲度。

眩　晕

【概述】

眩晕是一种主观的感觉异常，与脊柱相关的眩晕多见于颈部疾患所致的椎动脉受刺激（或受压）使脑供血不足而出现的综合征。椎动脉受刺激（或受压）最常见的原因是颈椎病，故此病证被称为颈性眩晕或椎动脉压迫综合征。由于颈椎结构与椎动脉走行的特点，其好发部位是寰枢椎

韦贵康

与 C5。因为寰枢椎区的椎动脉有 4 个弯曲,本来血流就不畅,一旦局部有病损,则更影响血液的循环。资料表明,C5 的椎动脉孔距离椎体最近,故一旦 C5 有病损,容易影响椎动脉的血流,引起相应组织缺血而致眩晕。患者多有以下特点。

1. 多发生于中年以上,有颈部不舒感,或有颈部活动障碍,或活动时局部有摩擦音。

2. 眩晕与颈部体位改变有关,多同时伴有头痛、耳鸣、恶心,严重者出现猝倒症,或伴有视觉运动障碍等。

3. 颈棘突旁有压痛,或肌痉挛,或棘突、横突偏移,位置性眩晕试验阳性。

4. 颈椎 X 线检查:有异常发现,或椎动脉造影有梗阻现象。

5. 其他检查:脑血流图可有枕乳导联异常改变,脑电图可有电压降低等。

【证治经验】

（一）手法治疗

1. 理筋手法　患者坐位,医者站在背后施按揉法于风府、肩中俞、肩外俞、天宗穴,舒筋通络,使颈肩部痉挛的肌肉得以放松。再用理筋手法作用于颈肩部,以斜方肌为重点,施法 3 ~ 5 分钟后,医者一手扶头顶,一手施法于颈胸椎部,在理筋的同时配合颈椎屈伸被动运动 3 ~ 5 次,接着到颈部和患侧肩部,配合颈椎侧屈被动运动 3 ~ 5 次。最后,医者一手托住健侧下颌,一手放在颈肩部,配合颈

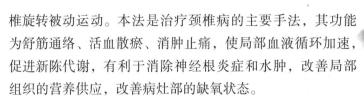

椎旋转被动运动。本法是治疗颈椎病的主要手法，其功能为舒筋通络、活血散瘀、消肿止痛，使局部血液循环加速，促进新陈代谢，有利于消除神经根炎症和水肿，改善局部组织的营养供应，改善病灶部的缺氧状态。

2. 调理手法　患者坐位，医者一手扶住头顶，一手托住患者下颌做抱球势，徐徐摇动颈椎，待患者肌肉放松后，突然做颈椎伸位斜扳法，往往可听到弹响声。本法功能为滑利关节，整复错缝，扳法拉开椎间隙，突发性动作可纠正后关节错缝，增加颈椎的活动范围，同时能改变骨赘和神经根的相对位置，以减少刺激和压迫，从而缓解和消除临床症状。

3. 对症手法　参照头痛对症手法。

（二）其他

采用枕颌布托牵引，牵引重量为 5～8kg，牵引力应缓慢增加，每天 1～2 次，每次 0.5～1 小时。若牵引过程中患者出现不适，应停止牵引。配合针灸和理疗，效果更佳。对极少数病例，经非手术治疗，疗效不明显，有明确椎动脉压迫者，可考虑手术治疗。

【验案】

覃某，男，45 岁，长途运输司机，2005 年 5 月初诊。

患者两年前由于连续走长途车，觉颈部酸累而痛，伴头晕，转动时头晕更甚，有时伴头痛。病证反复发作，每次发作几分钟后缓解，近半年来病情加重，曾晕倒过两次，不能正常工作。在某医院诊断为内耳综合征，内服中西药未见明显好转，遂来诊。检查：颈部活动受限，以左右旋转受限明显，触及 C2 棘突有压痛，位置性眩晕试验（＋）。X线片示 C2 齿状突偏右移 2mm。脑血流图提示右侧椎动脉紧张度增高，供血不足。

诊断：颈性眩晕。

治疗：采用旋转复位法与局部点穴法。

1 次治疗后，头晕大减，以后隔两天做 1 次。4 次治疗后，原症状消失，X 线检查示 C2 齿状突恢复正常，脑血流图正常。观察两年，疗效巩固。

按语：本病例是由于颈部过于劳累所导致的，颈部位置改变，头晕更甚，说明与颈部病变有关。X 线片示 C2 错位。脑血流图示椎动脉供血不足，属于机械刺激（或压迫）导致脑供血不足，所以内服中西药疗效不明显。用手法整复，解除对椎动脉的刺激（或压迫），使脑供血恢复正常，眩晕逐渐消失。平时要注意以下几点：①防止颈部外伤，一旦有外伤，应及时治疗，避免留下隐患继发眩晕。②颈部不宜长时间在一个强迫体位工作，睡枕不宜过高。注意颈部各项活动的功能锻炼，宜多做头部后伸位左右旋转活动（又称"犀牛望月"）。③防止颈部受凉，冬天要注意颈部保暖，颈部出汗多时不宜过度吹风或洗冷水等。如有颈椎病的早期表现，应及时治疗，避免病情发展。

血压异常

【概述】

与脊柱相关的血压异常（高血压或低血压）多发生于

颈椎病，据资料记载，其发病率约占颈椎病的 6%，高血压是低血压的 10 倍，多发生于中老年人，其次是青年。发病原理还不完全清楚，初步认为是颈椎外伤、劳损、感受风寒湿邪、退变等原因，使颈椎间组织失稳或错位，使组织松弛、痉挛、结疤、粘连或产生无菌性炎症，这些改变直接或间接刺激颈交感神经、椎动脉而引起脑内缺血、血管舒缩中枢功能紊乱，最后导致中枢性血压异常。

颈交感神经节有纤维到达心脏，形成心浅丛和心深丛，分布到窦房结、冠状动脉等，并随冠状动脉的分支至心肌，故当交感神经兴奋性增高时，心跳加快，冠状动脉舒张，血压升高。相反，当交感神经兴奋性降低时，血流障碍，可使脑缺血，最终影响丘脑下部的前部舒血管中枢与延髓内侧的减压区，导致低血压。另外，由于血流的影响，右心室充盈量减少，心排出量减少，从而出现低血压。据资料分析，脑内舒血管中枢的供应血管口径比缩血管中枢的大，且在刺激反应方面，后者比前者敏感。所以，临床中高血压发生率比低血压发生率高。患者多有以下特点。

1. 多为中年以上，颈部不舒或有冷热感，或运动障碍，或活动时有摩擦音，颈部检查有异常表现。

2. 血压异常多与颈部症状有关，发作期 2~3 周后缓解，常两侧上肢血压差别较大，一般大于 10mmHg（1.33kPa）以上。

3. 伴有视力障碍、心慌心跳、咽部异物感、排汗异常、失眠多梦等自主神经功能紊乱症状。

4. X 线检查有异常发现。

韦贵康

5. 其他检查：晚期可有脑动脉硬化、血脂偏高、心肌损害、蛋白尿等表现。

6. 排除其他原因引起的血压异常。

【证治经验】

（一）手法治疗

1. 理筋手法　医者在患者颈项部及肩背部使用拿法，使局部肌肉充分松弛以便复位，而后用拇指在局部沿与肌纤维垂直或一致的方向拨按推压。上述手法 1～2 天 1 次，5～10 次为 1 个疗程，一般 1～2 个疗程。

2. 调理手法　角度复位法（以 C4 棘突偏左为例）：患者取矮端坐位，医者站于患者后侧，右手拇指固定偏移的棘突，左手拇指与其余四指相对置于下颈部，使颈部略前屈，且以 C4 为中心右侧屈 30°，同时用力向上方旋转，右手拇指稍用力向右下推按，常听到"咯"的一声，拇指下有轻移动感，触之平复或改善，手法告毕。

3. 对症手法

（1）点按臂丛神经：患者端坐，医者站于患者背后，一手按健侧肩部固定之，一手食指或中指于患侧锁骨中点上 1cm 处揉按，以患肢远端出现麻木为度，每次操作 1～2 分钟。

（2）穴位点按：揉按肩髎、肩髃、臂臑、肩井、曲池、天宗、秉风、缺盆、天宗穴，然后点按缺盆、天宗穴，以患者手部麻木为度。

（二）其他

1. **药物治疗** 安痛汤加减（白芍 20~30g，两面针 20~30g，龙骨 20~30g，甘草 15g，七叶莲 20g，牛膝 15g，熟地黄 15g，菊花 12g）。

2. **牵引疗法** 采用枕颌布托牵引，重量 5~8kg，每天 1~2 次，每次 0.5~1 小时，连做 1~2 周为 1 个疗程，配合针灸、理疗等。

【验案】

验案 1：陈某，女，53 岁，农民。

患者于 1 年前不慎摔倒，扭伤颈部，经 1 个月治疗，症状基本消失，但有时劳累或低头工作过久后会出现头痛、眼蒙、心悸。曾到医院检查，血压在 150~160/95~105mmHg（20~21.3/12.7~14kPa）之间，经服降压药后无明显疗效，遂来诊。检查：血压为 160/100mmHg（21.3/13.3kPa），颈左右活动受限，C2 偏右，压痛明显。X 线片示 C2 齿状突偏右 3mm。血常规、心电图、尿常规未见异常。

诊断：颈性高血压。

治疗：采用颈椎旋转复位法，每两天 1 次。

两次治疗后，血压为 120/80mmHg（16/10.7kPa），头痛、眼蒙、心悸等症状基本消失。再巩固治疗 3 次，疗程 15 天，原症状完全消失，血压为 110/70mmHg（14.7/9.3kPa）。X 线片复查示 C2 已恢复原位。观察半年，门诊随诊以巩固疗效。

验案 2：黄某，男，40 岁，干部。

韦贵康

患者于 2009 年开始觉头晕、头痛、颈累，在某医院诊断为高血压病，服降压药未见明显效果。近年症状加重，伴有多汗、眼蒙。检查：血压为 162/102mmHg（21.6/13.6kPa），颈活动度受限，颈肌痉挛，C1、C2、C3 两侧压痛，C2、C3 棘突偏左，臂丛牵拉试验（－），位置性眩晕试验（＋）。X 线片示颈曲稍变直，C2、C3 棘突接近吻合。心电图示窦性心动过缓。血脂、尿常规、眼底等检查属正常范围。舌红有瘀点，苔薄白，脉弦。

诊断：颈椎综合征（颈性高血压）。

治疗：采用六通法治疗。

1 次治疗后，头晕稍减，血压下降为 132/80mmHg（17.6/10.7kPa）。但下次来诊时，血压仍然达 160/100mmHg（21.3/13.3kPa），以后每隔两天治疗 1 次，颈部用中药外敷，每天 1 次。治疗最初两周，血压波动在 132～140/80～92mmHg（17.6～18.7/10.7～12.2kPa），其后血压稳定在 128～130/78～82mmHg（17.1～17.3/10.4～10.9kPa）。总疗程 30 天。3 个月后随访，疗效巩固，能正常工作与参加重体力劳动，血压 126/78mmHg（16.8/10.4kPa）。6 个月后复查，疗效巩固，无胸闷、心慌等不适症状，颈部症状基本消失。

按语：两则病例的高血压都是由于颈椎病所致，采用手法进行治疗，血压逐渐下降，其他临床症状亦逐渐消失。颈性高血压必须在排除其他引起血压异常的原因后才能明确诊断，对一些病因必须动态观察，注意肾、脑、心血管的问题。

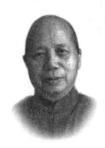

睡眠障碍

【概述】

睡眠量不正常及睡眠中出现异常行为是睡眠和觉醒正常节律性交替紊乱的表现，可由多种因素引起，常与躯体疾病有关。临床上的睡眠障碍以失眠多见，而与脊柱相关的睡眠障碍多是由于颈部疾患导致交感神经受刺激（或受压），从而使大脑的兴奋性增高，造成睡眠时间不足或睡眠不深熟，大多两者并存。交感神经受刺激常由于颈椎的退变，加上外伤或劳损，使颈椎小关节错位、颈椎不稳、颈肌痉挛或炎变，再加上创伤性反应，从而引起睡眠障碍，中医属"不寐"范畴。患者多有以下特点。

1. 有头晕、头沉、多梦、心情烦躁、易于冲动等表现。

2. 有些患者常在颈部特殊体位下易于入睡。

3. X 线片示颈椎有退行性变，如椎间隙狭窄、钩椎关节不对称、增生、小关节错位、椎间孔狭小以及骨刺等。

4. 必要时行星状神经节或颈上交感神经节以及高位硬膜外封闭，有助于诊断。

5. 其他检查：肌电图检查或体外诱发电位检查常可见异常征。

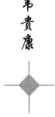

【证治经验】

（一）手法治疗

1. 理筋手法　患者仰卧位，医者坐于患者头部上方，以右手食、中二指点按睛明穴 3~5 次后，以一指或双拇指推法，自印堂穴向两侧沿眉弓、前额推至两太阳穴处，操作 5~10 分钟。然后双手拇指分别抵于两侧太阳穴，其余四指推擦脑后部风池穴至颈部两侧，重复两遍，再以双拇指指尖点按百会穴。

2. 调理手法　患者坐位，医者站于患者右侧，右手五指分别置于头部督脉、膀胱经及胆经上，自前发际推向后发际 5~7 次。然后医者站在患者之后，沿两侧胸锁乳突肌拿捏，拿肩井 3~5 次，再施以颈椎（定点）双向旋转手法（同上节）。

3. 对症手法　患者俯卧位，医者在其背部用㨰法操作 3~5 分钟。心脾亏损者，可多按揉心俞、脾俞；肾虚者，可多按揉肾俞、关元俞。最后再点按神门、足三里、三阴交。

（二）其他

1. 自我保健　在每晚睡觉前进行。①顺时针揉百会 50 次。②双手上下擦拭肾俞 50 次。③顺时针、逆时针揉摩气海、关元各 50 次。④双手揉擦涌泉 100 次，并温水足浴。⑤呼吸调节疗法：仰卧于床上做细而均匀的深呼吸 30 次，全身放松，意守丹田。

2. 中药治疗　用养心安神的方剂，适用于颈椎无明显移位者，或手法后配合使用。

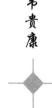

【验案】

黎某，女，42岁，画家，2003年12月初诊。

患者自诉半年前始觉颈部酸疼，上肢与手指常感麻胀，长时间握画笔后加剧，伴睡眠障碍，3个月前更是整夜难眠，多梦，记忆力明显下降，精神萎靡不振。到数家医院求诊，均诊为神经衰弱，服用数种中西药后无明显好转。检查：颈部活动受限，左右旋转功能受限明显，棘突侧偏。颈椎侧位片示颈生理曲线改变。

诊断：交感神经型颈椎病。

治疗：采用上述理筋、调理、对症手法配合中药及自我保健。

3个疗程（1个疗程为1个月）后，睡眠障碍症状明显改善，痊愈。

按语：本案直接表现有入睡困难、睡眠不足，同时伴有颈项酸累痛，较容易得出诊断结论。采用以颈椎（定点）双向旋转拔伸顶推复位法为主的程序手法调理，舒筋通络，正骨通经，内外调和，症状明显改善。

咽部异物感

【概述】

咽部异物感是指患者自觉咽中如物，梗塞不适，吞之

韦贵康

不下，吐之不出，对饮食并无影响，是咽部感觉和运动功能紊乱的一种症状，凡咽部及邻近组织的病损或咽部神经受各种病因的刺激均可诱发。与颈椎病有关的咽部异物感多是由于颈椎骨关节或周围软组织的病损引起的。患者多有以下特点。

1. 多见于中青年和女性患者，有长时间低头伏案工作史或头颈部外伤史，或从事头部活动较频繁的工作。

2. 原因不明或咽部检查无明显阳性发现的非进行性的反复发作，可自行缓解。颈椎触诊发现颈肌紧张、压痛。

3. 鼻咽部和食道检查排除器质性、感染性或占位性病变。

4. 颈椎触诊：颈肌紧张，C4～C6 横突不对称，棘突偏歪，关节突隆起、压痛。中后斜角肌有硬结、紧张、压痛，颈部侧曲受限，前屈时背痛，转动时多无妨碍。

5. 颈椎 X 线检查：一般可有颈曲消失或后凸反张，少数见颈椎中下段有巨大骨赘形成或项韧带钙化等。

【证治经验】

（一）手法治疗

1. 理筋手法　用手掌或手指指腹于颈后侧进行揉按推拿，然后对局部肌肉、肌腱进行捏拿，形如拿物，反复多次，后用分筋、理筋手法放松痉挛的肌肉，改善局部血液循环。上述手法 1～2 天 1 次，5～10 次为 1 个疗程，一般 1～2 个疗程。

2. 调理手法　对于两侧钩椎关节不对称者，用单人旋转复位法；中颈段两侧钩椎关节不对称者，用角度复位法；

下颈段两侧钩椎关节不对称者，用侧旋提推法。

3. 对症手法　选择阿是穴或风池、风府、扶突等穴，用拇指指腹进行深部揉按，由轻到重，以局部酸胀为度。

（二）其他

1. 牵引。枕颌带牵引，牵引重量为 3～5kg，每次牵引时间约 30 分钟，每日 1 次，两周为 1 个疗程。

2. 用药物烫疗法或中药离子导入。

【验案】

验案 1：宋某，女，43 岁，工人。

吞咽困难、失眠、胸痛、颈痛 3 个月。患者转头不慎扭伤颈部，后渐起胸闷纳呆，进食硬物时咽部不适，而后连饮水都感觉有阻塞感，怀疑患食道癌，到医院检查无异常，精神障碍，后因颈痛肩麻而求诊。检查：双侧颈背肌肉紧张，颈曲加大，C3～C6 横突不对称，棘突偏歪，T2～T4 棘突偏歪后凸，前中后斜角肌紧张、压痛，颈部前屈及侧曲受限。X 线片显示颈前缘呈鸟嘴样增生，C3～C6 后缘连线中断，C5、C6 间隙变窄，C4～C6、T2～T4 棘突左右偏歪，不在脊柱棘突连线之上。食管钡餐检查未见异常。

诊断：吞咽困难（颈椎病）。

治疗：按颈胸椎后关节紊乱进行治疗，采用手法及牵引下正骨复位。

7 次治疗后，吞咽畅通。12 次治疗后，诸症消失。嘱患者加强颈部功能锻炼，防寒保暖，调畅情志。1 年后随访，吞咽困难无复发。

验案2：陈某，男，42岁，公务员，2007年3月12日初诊。

患者诉自己从事办公室秘书工作20年，常几小时不活动，以致近几年来觉颈背酸累，又觉咽喉部有异物感，吞之不下，吐之不出，自行含服清凉喉片，开始似有效，时间稍长则罔效，严重影响工作和休息。曾就诊于某医院，经检查未见异常，服消炎及化痰药无明显好转。检查：患者瘦消、驼背、头颈伸脖样改变，偶有呛咳样，颈活动不利，低头和后仰时明显受限，颈肌紧张，C4左侧压痛明显。X线片示以C3、C4为顶点颈曲反张。

诊断：咽部异物感。

治疗：采用前述程序手法调理。

1次治疗后，症状明显消失。经巩固调理3次后，回访3个月未见复发。

按语：两例验案都是由于颈曲发生改变、颈椎小关节紊乱激惹颈中交感神经节所致。采用手法调整紊乱的颈椎，解除了颈中交感神经节被激惹的原因，故症状消失。

低 热

【概述】

低热是指发热时体温增高不超过38℃，本节所讨论的低热主要与颈椎病有关，常见于颈椎上中段疾患导致颈上交感神经节直接或间接受刺激，发射性影响视前区至下丘

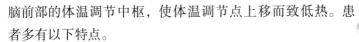

脑前部的体温调节中枢，使体温调节点上移而致低热。患者多有以下特点。

1. 体温一般不超过38℃，有颈部酸胀、酸痛感，活动障碍，并见排汗异常、心慌、胸闷、失眠、头晕、头痛、视力下降、血压异常等症状。

2. 局部检查：颈部活动受限，颈肌紧张，椎旁局部有压痛，可触及棘突或横突有不同程度的偏移，以上中段多见。

3. X线检查：颈椎侧位片可见生理曲度变直或反张，椎间隙变窄，有双边征或双突征等；正位片可见两侧钩椎关节间隙不对称，钩突变尖，骨密度增高；开口位片可见齿状突不居中，寰齿间隙及寰枢间沟左右不对称。

4. 脑血流图检查：血管紧张度增高（病情长者则降低），血流量左右不对称。

【证治经验】

（一）手法治疗

缓解颈周肌紧张，调节内外平衡。

1. 理筋手法　患者坐位，医者两手并置于风池穴处，拇指在颈肌外侧，其余四指在颈肌内侧，将一侧颈肌微向上拿起，自上向下捏拿至肩中俞，反复数次，左右分别进行，力度由小到大，捏拿移动宜缓慢，术时肌肉有拉扯感或胀痛感。

2. 调理手法　纠正偏移位，整复移位，调节内平衡。

（1）单人旋转复位法（以 C1 横突偏左为例）：患者取低端坐位，颈部前屈30°、右侧偏30°、左旋45°，医者站于患者患侧，右手拇指触及偏移 C1 横突并固定，其余四指置于颞部，左手扶持右颌面部，在左手向右手旋转的一瞬间，右手拇指迅速将横突向下压，此时听到"咯"的一声，或拇指下有轻微移动感，触之平复或改善，手法完毕。

（2）颈部牵引手法：理顺筋络，活动关节。患者坐于低凳上，医者一手托住患者下颌，一手托住患者枕部，然后双手同时向上用力提，若患者颈部肌紧张，则有提不动的感觉，此时应嘱患者放松颈部肌肉，然后缓缓向上拔伸提拉。1 次牵引 1 ~ 2 分钟，重复 3 ~ 5 次，每次手法牵引时，可将头部缓缓向左右前后摆动并轻度旋转 2 ~ 3 次。

3. 对症手法

（1）主要手法部位为手三阳经，从经筋起点至终点采用点按、推揉、叩击等方法，手法要求均匀、有力、持久、柔和。用拇指指腹沿斜方肌的起点、棘突、韧带两旁，由上而下推压到肩中俞，左右可分别进行，也可同时进行，反复操作数次。

（2）反射调理法：医者一手扶持患者头部以固定之，另一手拇指指腹置于风池穴或完骨穴，用力宜逐渐加大，以有麻胀感向头部或眼眶上缘传导为度。

（二）其他

1. 药物治疗：以镇静安神、清热、祛瘀为主，方用甘麦大枣汤加葛根、黄芩、柴胡、川芎等。临床还需根据不同病情酌情加减。

2. 牵引治疗：适用于一些如椎间隙变窄或椎体前滑脱或颈部炎症明显者。用布托托住下颌部及后枕部进行牵引，

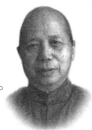

牵引重量在 3~6kg 之间，每日 1~2 次，每次 0.5~1 小时。

3. 可选用针灸、理疗、中药外敷等方法。

【验案】

夏某，女，34 岁，个体户。

颈部外伤后疼痛、头痛、头晕、全身发热两个月。曾做牵引治疗，服中西药均无效。自觉全身发热，尤以头面部为重，测体温在 37~38℃ 之间，查白细胞正常，内科诊断为神经官能症，后因后颈部疼痛，到医院就诊。检查：颈肌僵硬，活动受限，尤以后伸及左转明显，C5 棘突左偏，棘上韧带剥离，压痛，肩胛内缘及 T4 均有压痛点，体温 37.7℃。血常规正常，胸透正常。X 线片显示颈曲变直，C4、C5 颈曲中断，C5 椎体向前移位，C5 椎弓呈双影，C4、C5 钩椎关节两侧不对称。

诊断：低热。

治疗：手法纠正 C5 左偏，软组织放松治疗。

5 次治疗后，症状明显减轻。10 次治疗后，体温恢复正常。1 年后随访，无复发。

按语：患者外伤导致颈脑部功能紊乱，通过手法等改善局部血液循环，疏通经络，症状改善明显。

脑外伤伴颈后伤综合征

【概述】

脑外伤伴颈后伤综合征是因头部受到较重的撞击损伤，

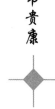

造成脑功能的暂时性抑制状态，外伤过后仍残留头痛、头晕、记忆力减退、烦躁易怒、颈部疼痛及上肢麻木等症状，其中有些症状是由脑本身的损伤引起的，有些症状伴有颈椎损伤，无相应的脑器质性损害体征，此类病证可诊断为脑外伤伴颈后伤综合征。患者多有以下特点。

1. 有脑部和颈部外伤史，症状表现由此开始或由此加重。

2. 以自主神经（尤其是交感神经）与癔症样症状为主要表现。

3. 触诊 C1、C2 横突不对称，C2 棘突偏歪、压痛，肩胛内上角有摩擦音。可有 C3～C7 颈椎横突不对称、关节突隆起、棘突偏歪、颈轴侧弯、椎旁压痛、项韧带或受伤椎体相连的肌肉与骨连接处有摩擦音及弹响音、椎旁肌硬结等病理改变，颈部屈伸、旋转或侧屈等受限。

4. 检查可有脑血流图、脑电图的异常；腱反射亢进，皮肤电阻减弱，红道皮肤划纹增强等。

5. X 线检查：开口位片显示寰椎位于口腔中央。环齿侧间开口位片显示寰椎位于口腔中央，环齿侧间隙及环枢关节面间隙左右不对称，寰枢椎外侧缘左右不对称；齿状突轴至枢椎外侧缘之间距离不相等，或与寰椎的中轴线不重叠，两轴线互呈夹角或分离；钩椎关节骨质增生。侧位片显示环枢前间隙之间距≥3mm，寰椎后弓呈仰式、倾式或旋转式移位。颈椎正位片显示颈椎棘突偏歪，颈轴侧弯，钩椎关节不对称。侧位片显示椎体后缘连线中断、成角、反张，椎体后缘见双边征或上下关节突见双突征，以及椎体

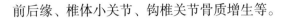

前后缘、椎体小关节、钩椎关节骨质增生等。

【证治经验】

(一) 手法治疗

疏通经络，调理气血，改善脑供血不足。

1. 理筋手法　患者正坐，医者站在背后用拇指指腹分别点揉印堂、睛明、攒竹、阳白、太阳、百会、角孙、风池、风府等穴各约 10 秒，拿肩井穴，按揉上肢曲池、合谷穴和下肢阳陵泉、涌泉穴。

2. 调理手法　单人旋转复位法，适用于上颈段寰齿间隙不等宽及两侧钩椎关节不对称者；角度复位法，适用于中段颈椎两侧钩椎关节不对称者；侧旋提推法，适用于下颈段两侧钩椎关节不对称者。以纠正颈椎的偏移错位，恢复颈椎内外平衡，解除错位颈椎对颈神经和椎动脉的刺激或压迫。

3. 对症手法　单手或双手手指并拢，呈半屈曲位，用指尖轻叩百会穴、角孙穴及头部反应点 20~30 次。

(二) 其他

1. 中药治疗　以补肾和活血化瘀为主要治则，杞菊地黄丸加减或安痛汤加味。

2. 牵引治疗　有利于颈椎损伤的恢复，改善供血不足。常用枕颌布兜牵引，重量 5~8kg，每日 1~2 次，每次 30~60 分钟，可连做 1~2 周为 1 个疗程。

3. 针灸治疗　复苏期取风池、太冲、足三里、内关，平补平泻；恢复期取百会、心俞、膈俞、合谷、三阴交、足三里、太溪、内关、神门，针用补法。头痛在颠顶，反阿是穴在风池及 T1 棘突旁；头痛在枕部，反阿是穴在攒竹穴；头痛在额部，反阿是穴在络却穴。

4. 中药外敷　用活血化瘀、通络止痛的中药，以消除局部症状。

【验案】

吴某，男，50 岁，个体户。

头重痛、头昏、失眠、耳鸣、记忆力减退、颈背沉重两个月。原起下蹲取物后站起时，头撞到突出物上，头痛剧烈。患者到医院经检查无颅骨骨折，按脑震荡治疗月余，症状无缓解；改服中药及理疗，未见改善，还伴有视力模糊、眼涩、头昏沉、易忘事。检查：双侧颈背肌肉紧张，可触及多条条索状物。颈椎变直，寰椎横突明显不对称，C3 ~ C6 横突及后关节突向后隆起，C2 棘突偏歪，肩胛内上角及肩胛间区有结节状物，均压痛明显。X 线开口位片示寰齿左右间隙不对称，齿突中轴线不重叠，互呈夹角；侧位片示寰枢前间隙变宽，颈曲变直，C2 向前移位，C4、C5 反张，C5、C6 椎前缘骨质增生，椎间隙变窄。

诊断：寰枢关节脱位，C2 前滑脱，C6 骨质增生。

治疗：先用手法松解颈背部软组织，后用单人旋转复位法、侧旋提推法等手法做缓慢复位。

7 次治疗后，症状明显好转。两个月后，不适症状消失，颈部活动正常。两年后随访，颈背部在疲劳时有酸痛感，贴膏药可自行缓解。

按语：脑部损失往往合并有颈椎的损伤，在临床中多被忽略，该患者头部症状长期未见改善，多与颈椎功能下降或颈部软组织和小关节异常有关，应注重颈脑一体的整体治疗。采用手法松解颈背部软组织并行复位治疗，效果明显。

视力障碍

【概述】

颈椎病或颈部软组织损伤后可出现视力障碍，如视力模糊、视力下降等，并伴有颈部酸累、疼痛及活动受限，而眼科检查无明显的器质性病变。此类病证多由颈椎、胸椎（主要是上段胸椎）发生小关节错位后造成功能性失调而导致颈交感神经受刺激（受压）引起一系列改变所造成的，故可称为颈性视力障碍。患者一般有以下特点。

1. 以中年以上多见，常有颈部外伤或慢性劳损史。

2. 有视力模糊、眼胀、眼痛、眼干涩、畏光流泪、眼睑开闭无力、复视、眼冒金星、视力下降等眼部症状。眼部症状与头颈部不适症状有较明显关系，不少患者感到头颈部在某一特殊姿势时眼部和颈椎病症状均减轻，而另一种姿势时则加重，患者常保持一定的强制保护性姿势；或者当颈部劳累不适时，眼部症状就越加明显，通过点按颈项部敏感穴，伴随症状有所缓解或短暂消失。眼科检查无明显器质性改变，用相关眼药治疗常收效不明显。

3. 触摸颈部时，有 2～4 个颈椎棘突呈不同程度的偏歪，颈肌较紧张。

4. X 线片显示颈椎生理曲度变直或颈曲存在，但上段变直时，寰枢椎关节有半脱位表现。

【证治经验】

（一）手法治疗

原则上按由下至上的顺序（即先做下颈椎和上胸椎节段，后做上颈椎）。

1. 理筋手法　患者正坐，医者用拇指或食指、中指依次点按头面、颈项、背部及下肢的穴位，每穴约 1 分钟。点按耳交、太冲、三阴交、肝俞。

2. 调理手法　纠正颈胸椎交接区的错位，采用单人坐位膝顶胸椎棘突压肩法、单人坐位膝顶胸椎棘突抱头法；纠正颈椎段的错位，采用颈椎定点旋转复位法、单人侧方压颞旋提法、单人环抱头部牵引旋转推法等。可纠正偏移的椎体，恢复解剖位置，促使损伤组织修复，恢复颈椎正常或代偿内外平衡关系，解除相应神经根、神经节的刺激，改善微循环。复位时应注意使患者保持低头位进行，尽可能前屈，双手力度和时间保持一致，复位完毕后在椎体棘突及两侧行分筋理筋手法。

3. 对症手法　采用指压穴位法，在头面部穴位如风池、印堂、阳白、睛明、鱼腰、丝竹空、太阳穴、瞳子髎、下关等，或颈部及上肢穴位如大椎、肩井、曲池、外关、阿是穴、合谷等，以点、按、揉、压、抹等法治疗，全程 10 ~ 15 分钟，10 ~ 15 次为 1 个疗程，每日 1 次，两个疗程之间宜间隔 5 ~ 7 天。可舒筋通络，行气活血，调节神经，消除或减轻临床症状和体征。

（二）其他

1. 中药治疗　黄芪桂枝五物汤加减（黄芪 15g，赤芍12g，白芍 12g，桂枝 10g，鹿角胶粉 6g，鸡血藤 15g，葛根12g，当归 10g），阳虚者加淫羊藿、巴戟天，阴虚者加知母、黄柏、熟地黄。或用加味黄芪地龙汤（黄芪 20g，地龙10g），气虚者加太子参，偏寒者加附子、肉桂等。

2. 牵引疗法　采用坐位颈枕颌牵引。牵引时以头部略向前倾为宜，牵引重量由轻至重，可增至 3 ~ 5kg，时间 20 ~ 30分钟，每日 1 ~ 2 次，10 天为 1 个疗程，两个疗程之间休息3 ~ 5 天，再进行下一个疗程。

3. 针灸治疗　直刺天髎、天宗、天柱、天井，捻转手法，中等刺激，留针 15 分钟，隔日 1 次，10 次为 1 个疗程。取奇穴翳明、阿是穴（结膜下），进行穴位注射。

4. 中药外敷　桂枝 9g、五灵脂 9g、伸筋草 12g、秦艽12g、红花 9g、乳香 9g、没药 9g，加热煎煮外敷，缓解肌肉紧张，改善微循环，减轻局部疼痛，消除局部炎症，每次30 分钟，每日 2 ~ 3 次，10 天为 1 个疗程。

5. 热米醋外敷　颈椎活动明显受限且筋膜炎较严重者，手法可能难以适应。可先用市售米醋加热至 40 ~ 50℃，浸

韦贵康

湿敷巾外敷颈部，每日 1~2 次，每次 20~30 分钟，10 天为 1 个疗程。

【验案】

彭某，男，46 岁。

颈部外伤后视力下降 1 年，加重两个月。发病前因骑自行车翻车导致后颈部挫伤，颈痛活动不便，右上肢肿胀麻木，1 个月后视力下降、视物模糊。曾在当地医院诊断为屈光不正（双），治疗无效。检查：颈部活动受限，以背伸为甚，C4 棘突右偏，棘间韧带剥离压痛，椎间孔挤压试验（-），臂丛牵拉试验（-），右上肢高举受限。颈椎 X 线片：颈曲反张，C4、C5 向后成角。眼科检查：外眼（-），视力右 0.9，左 0.8，眼底检查未见异常。

诊断：视力障碍。

治疗：采用颈椎正骨手法治疗，颈围固定。

1 次治疗后，当即感眼睛清亮，颈部轻松，配合黄芪桂枝五物汤内服。7 次治疗后，视力明显改善，颈部症状减轻。15 次治疗后，视力完全恢复，颈部疼痛消失。两年后随诊，无复发。

按语：患者平素并无眼疾，外伤后出现，检查未发现结构性改变，故而考虑为功能性失调而导致颈交感神经受刺激（受压）引起一系列改变所造成的。通过疏通经络、活血化瘀之手法，效果明显。

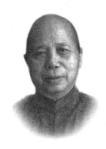

耳鸣耳聋

【概述】

耳鸣、耳聋都是听觉异常的病证，是听觉系统受到各种刺激或本身病变所产生的一种主观的声音感觉。自觉耳内鸣响，如闻潮声，或细或暴，妨碍听觉者为耳鸣；听力减弱，妨碍交谈，甚至听觉丧失，不闻外声，影响日常生活者为耳聋，其症状轻者为重听。本节主要讨论颈椎急慢性损伤所致的耳鸣、耳聋，又称为颈源性耳鸣和颈源性耳聋，中医属"耳鸣""耳聋"范畴。患者一般有以下特点。

1. 有颈椎病、头颈部外伤史或长期慢性劳损史，耳鸣、耳聋与颈椎病同时发生或继发其后。颈部活动受限，局部有压痛，颈椎棘突或横突有偏移。

2. 耳鸣的轻重与颈椎病的轻重有直接关系，且多与颈椎病单侧损伤的部位同侧。颈椎病通过手法复位或牵引治愈后，耳鸣亦明显减轻或消失，更能证实颈源性耳鸣的诊断。

3. 多伴有眩晕、头痛、视力改变等症状，位置性眩晕试验阳性。

4. X线检查示颈椎生理弯曲有不同程度的改变，上颈段棘突或横突有不同程度的偏移或脱位。椎动脉造影有梗阻现象。脑血流图检查可有枕乳导联异常。

5. 耳科检查排除外耳道炎、耵聍栓、急性中耳炎、慢性中耳炎、咽鼓管阻塞、鼓室积液、耳硬化症以及听神经瘤、噪声性聋、药物中毒性耳聋等。另外，腭帆肌肌肉痉挛与鼓膜张肌、镫骨肌等强烈收缩时引起的肌源性耳鸣，他人亦可听见"咯咯"声与"卡塔"声，属于客观性耳鸣，易与颈源性耳鸣（属于主观性耳鸣）相区别。

【证治经验】

（一）手法治疗

1. 理筋手法　用拇指或食指、中指依次点按头面、颈项、背部及下肢的穴位，每穴约1分钟。点按耳交、太冲、三阴交、肝俞穴。

2. 调理手法　颈椎旋转复位法（以 C1 横突偏右为例）：患者取矮坐位，颈部前屈35°、左偏35°、右旋45°，医者站于患者患侧，左手拇指触到 C1 偏移横突并固定之，其余四指置于患者右侧头颞部，右手扶持左面部，在右手向右后方旋转的瞬间，左手拇指将横突轻压向患者左下侧，常听到"咯"的一声，或拇指下有轻度移动感，触之平复或改善，手法完毕。

3. 对症手法　医者用手掌按压患者患侧耳廓，食指压在中指上置于患者耳后乳突部，然后食指快速滑下，弹击乳突，反复弹10～20次，此法古称"鸣天鼓"。用拇指分别推按患者颈项两侧肌肉（可涂抹膏药），时间为5～10分钟。在患者双耳部的翳风、耳门、角孙等穴处分别施以指振法，时间各为1分钟。

（二）其他

1. 牵引治疗　用枕颌布托牵引，重量为 5～8kg，每日 1～2 次，每次 30 分钟左右。

2. 西药治疗　可配服血管扩张剂及抗凝药物，如盐酸倍他司汀（培他啶）、藻酸双酯钠及益脉康等。

3. 刮痧　医者用刮痧板分别自患者两侧耳后乳突下方向下刮推至肩井穴处。

4. 灸法　用艾条悬灸患者太溪及三阴交穴，时间为 10～20 分钟。

【验案】

农某，男，19 岁，学生，1993 年 4 月初诊。

患者两周前以头顶球后即出现视物模糊和头晕，之后颈部酸痛，并出现耳鸣，声调很高，如闻潮声，伴头痛，低头尤甚，严重影响学习和休息。检查：颈部活动受限，C1 棘突两旁压痛明显，位置性眩晕试验（＋）。X 线片示寰枢椎半脱位。

诊断：颈性耳鸣。

治疗：采用颈椎旋转复位法和牵引疗法，并给予通窍活血汤加石菖蒲治疗。

1 次治疗后，症状明显改善，以后每天治疗 1 次，牵引 30 分钟左右。5 次治疗后，症状基本消失，X 线检查示寰椎位置恢复正常。

按语：本病例是由于颈部突受外伤，寰枢椎半脱位压迫椎动脉引起内耳血循环障碍所致。治疗采用手法复位和

韦贵康

牵引疗法，解除压迫，椎动脉血流通畅，内耳血供恢复，耳鸣渐愈。

过敏性鼻炎

【概述】

过敏性鼻炎，又称常年性变应性鼻炎，是指鼻部吸入过敏原时发生的鼻部阻塞，表现为鼻部及咽部作痒、打喷嚏、鼻中流出甚多清澄分泌物，属中医学"鼻鼽"范畴，较多见，占全部鼻病的40%左右。本病由多种特异性过敏原引起，亦与自主神经系统、精神情绪等变化有关，常见于青少年，一年四季均可发病。

颈项过敏性鼻炎无过敏原，颈椎病发作时伴鼻炎发作，颈椎病好转，鼻炎也随之好转消失。脊柱病因学说认为鼻部血管舒缩功能由自主神经支配，通常用交感神经兴奋剂（肾上腺素或麻黄素）或副交感神经抑制剂（阿托品类）治疗过敏性鼻炎，但只是暂时有效，不能根治，因为脊柱错位引起自主神经功能紊乱的病因仍存在。患者多有以下特点。

1. 一般有颈椎病病史，常见于青少年，患者一般颈椎旁有压痛点，或触及条索状或硬结状反应物。颈椎病发作时伴鼻炎发作，颈椎病好转，鼻炎也随之好转消失。

2. 药物治疗往往疗效差，但只要纠正棘突偏歪，临床症状马上会缓解。

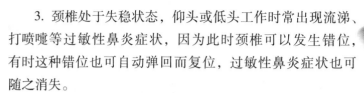

3. 颈椎处于失稳状态，仰头或低头工作时常出现流涕、打喷嚏等过敏性鼻炎症状，因为此时颈椎可以发生错位，有时这种错位也可自动弹回而复位，过敏性鼻炎症状也可随之消失。

4. 一般会伴有突然和反复的鼻痒、鼻塞、打喷嚏、流清涕不止，一侧或两侧颈部及头后枕部、头前额胀痛等症状。

5. 检查排除由过敏原引起的鼻炎。

【证治经验】

（一）手法治疗

通过手法调整经络气血，解除对神经的刺激或压迫，恢复交感神经和副交感神经之间的协调统一。

1. 理筋手法

（1）松解颈项肌：患者坐位，全身放松，医者用手掌或指腹捏拿揉按颈项肌，反复6~8次，重点施术于疼痛及肌紧张处，然后用拇指点按痛点，并在肌紧张处行分筋理筋手法，最后自上向下推斜方肌8次。

（2）松解胸背肌：患者坐位，医者立于左侧，在胸背部施以㨰法或用手掌根部揉按，反复4~5次。

2. 调理手法　侧旋提推法（以C1横突偏右为例）：患者取矮坐位，颈部前屈45°、左偏45°、右旋45°，医者站于患者背后，右手拇指触到C1偏移横突并固定之，其余四指置于患者右侧颈肩部，左手扶持左面部，在左手向左后方旋转的瞬间，右手拇指将横突轻推向患者左侧，常听到

"咯"的一声，或拇指下有轻度移动感，触之平复或改善，手法完毕。

3. 对症手法　点压时以风府、风池、合谷为主穴，按中医辨证分型及所属脏腑做配穴按压，如肺虚感寒者配肺俞，脾气虚弱者配足三里，肾阳亏虚者配肾俞、太溪等。隔日治疗1次，6次为1个疗程，两个疗程间隔3～5日，连续治疗2～3个疗程。

注意事项：①手法前摄颈椎X线正侧位、开口位片，了解颈椎骨关节及其周围组织的情况。②手法操作时要求轻、巧、透，不能使用暴力，颈椎旋转复位角度不宜过大，一般以左右旋转小于30°为宜。

（二）其他

1. 中药治疗　中药辨证施治，用玉屏风散、四君子汤加减。

2. 西药治疗　运用消炎止痛、改善调节自主神经功能、抗过敏的药物进行对症治疗。

3. 拔罐　患者俯卧，用闪火法在其肩背部对称拔罐6～10个，时间为15～20分钟，或者分别从大椎穴和风门穴向下施以走罐法。

4. 刮痧　患者俯卧，医者用刮痧板分别在颈项两侧、风府至大椎连线、双肩井区域、风门至心俞连线等部位进行单方向推刮。

5. 灸法　患者坐位，医者持艾条悬灸患者的风池、大椎、风门和肺俞等穴，时间各为5～10分钟，风池和风府穴处可施雀啄灸。

6. 颈椎牵引治疗　对一些椎间隙变窄、生理曲度改变或颈部炎症明显者，配合枕颌布兜牵引，牵引重量为 3～5kg，每天 1～2 次，每次 20～30 分钟。

【验案】

于某，女，45 岁，工人。

鼻塞、流涕、打喷嚏半年，严重时每天需用数条手帕擦拭，曾服用鼻炎宁等药物，效果不佳。颈部疼痛、头痛、头晕、左上肢麻木两年，曾在外院行牵引治疗，效果不佳。检查：颈部僵硬，左转受限，头痛加重，C5 棘突左偏，压痛，棘上韧带剥离，棘突旁明显压痛，臂丛神经牵拉试验（＋）。鼻黏膜肿胀，呈灰白色，鼻腔分泌物较多。X 线片示颈曲变直，C4～C5 颈曲中断，C4、C5、C6 椎体后缘均有骨质增生，项韧带钙化，C4、C5 椎间隙略变窄。

诊断：颈项过敏性鼻炎。

治疗：手法纠正 C5 左偏，配合颈部软组织松解手法及面部手法治疗。

1 次治疗后，流涕减少，颈部疼痛也减轻。继续治疗 6 天后，颈部自如，头痛、头晕、上肢麻木均消失，鼻塞、流涕、喷嚏也随之全部消失。随访 4 个月，疗效巩固。

按语：本病例是由于颈椎小关节紊乱造成颈交感神经受刺激所导致的。通过手法纠正颈椎小关节的移位，消除对颈交感神经的刺激，解除颈部肌肉痉挛，改善局部血液循环，再配合颈部软组织松解手法及面部手法，效果明显。患者应避免颈部的过激活动，以免造成颈部损伤。改变不

韦贵康

良睡眠习惯，不宜用高枕、硬枕或无枕睡眠，枕头要松软，高度以自己握拳竖放的高度为宜。注意颈部保暖，避免风寒湿等外邪的侵袭。对于颈部的轻微外伤亦不容忽视，应及早发现、及早治疗，以免遗留后患。

肩肘痛

【概述】

肩肘痛是一种常见的临床症状，可见于颈肩或上肢部的急慢性软组织损伤、退行性关节炎、风湿性关节炎、类风湿关节炎、肩周炎、肩袖损伤、肱骨外上髁炎等。本节介绍的是由于颈部退行性改变及颈肩部软组织损伤所引起的肩肘关节部位的疼痛。患者一般均有颈肩部劳损、外伤病史，或曾受风寒湿邪侵袭。

（一）脊神经根受刺激症状

1. 颈项部酸痛、钝痛、灼痛或有麻木感并向肩部、肘部、手臂及手指等处放射，颈后伸或咳嗽、打喷嚏时疼痛加剧。可出现皮肤感觉障碍、肌力减弱等症状。

2. 病变在C4、C5间隙时，颈部疼痛，经肩前至上臂前外侧、前臂桡侧前部至腕部放射，并伴有麻木感。

3. 病变位于C5、C6椎间隙时，颈背部的疼痛沿上臂外侧、肘关节前侧、肘关节外侧、肘关节后外侧、前臂桡侧放射至拇指、食指，肘关节前外侧、前臂桡侧及拇指感觉障碍，肩胛内上缘压痛。

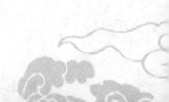

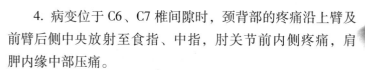

4. 病变位于 C6、C7 椎间隙时，颈背部的疼痛沿上臂及前臂后侧中央放射至食指、中指，肘关节前内侧疼痛，肩胛内缘中部压痛。

5. 病变位于 C7、T1 椎间隙时，颈肩部的痛麻症状沿上臂内侧、前臂尺侧放射至无名指、小指，肘关节后侧疼痛，肩胛内下缘有压痛。

（二）神经分支受损

受损神经可通过脊柱的脊髓节段放射性地引起其他支配区的疼痛。

1. 颈部　局部软组织损伤、炎症、痉挛可卡压脊神经后支。

（1）症状：颈部酸胀痛，疼痛可向肩部、肘部以及前臂、手指等部位反射。颈部活动受限，颈部病变肌肉压痛，但上肢一般无压痛点，关节被动活动基本无影响。

（2）检查：臂丛神经牵拉及椎间孔挤压试验阴性，颈椎牵引一般无效果。X 线片一般无异常。

2. 肩部

（1）症状：肩部软组织损伤，发生炎症、渗出、痉挛、粘连等病变，刺激或卡压臂丛神经发出的肩胛背神经、肩胛上神经、腋神经等分支，引起肩关节周围疼痛，以肩背部及肩外侧疼痛为主，并可向颈部、肘部、前臂、手指放射。肩关节活动可引起疼痛加重，严重时可有肩关节疼痛性活动受限。

（2）检查：肩关节压痛以肩胛冈周围及三角肌为主，并可向颈部及上肢放射，如有肩关节活动受限，多为肌痉挛性。肩部 X 线片无明显异常。

3. 肘关节

（1）症状：肘关节部位的病变如上尺桡骨关节紊乱、肌间隙慢性炎症、韧带创伤性炎症或纤维化等，刺激所在部位的神经末梢，出现肘部疼痛的同时反射性地引起肩部、颈部等部位的疼痛。肘关节疼痛的原因除肘关节的病变外，也可由颈肩部的病变反射性引起。颈肩部的病变如肌痉挛，可通过脊髓反射性引起肘关节相应神经支配区的功能紊乱。久而久之，肘部炎症、水肿、增生等刺激或卡压神经分支，加重肘部疼痛，同时反射性引起颈肩部疼痛，从而出现恶性循环。这类患者肘部症状与体征不成正比，自觉肘关节疼痛，呈酸胀或麻痛，可有颈肩牵涉痛。

（2）检查：肘关节轻微压痛，压痛点模糊，或者无压痛，肘关节活动正常。肘关节 X 线片正常。

【证治经验】

（一）手法治疗

1. 理筋手法　活筋松解法，松解颈、肩、肘部肌筋膜之间的粘连，缓解肌痉挛。

（1）舒通经络：患者坐位，点按合谷、阳溪、阳谷、曲池、小海、天鼎、缺盆穴，用轻柔的㨰、按、拿、一指禅等手法在颈椎两侧及肩部、肘部进行治疗，使紧张的肌肉放松，从而加强局部气血运行，促进炎症水肿吸收，为下一步手法治疗创造条件，同时可减轻因肌张力增加而造成的对颈椎的牵拉力。

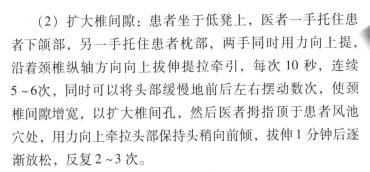

（2）扩大椎间隙：患者坐于低凳上，医者一手托住患者下颌部，另一手托住患者枕部，两手同时用力向上提，沿着颈椎纵轴方向向上拔伸提拉牵引，每次 10 秒，连续 5~6 次，同时可以将头部缓慢地前后左右摆动数次，使颈椎间隙增宽，以扩大椎间孔，然后医者拇指顶于患者风池穴处，用力向上牵拉头部保持头稍向前倾，拔伸 1 分钟后逐渐放松，反复 2~3 次。

2. 调理手法　纠偏复正小关节错位。

（1）旋转复位法（以患椎棘突向右偏歪为例）：患者坐位，头部前屈 35°，再向左偏 45°，医者左手拇指顶住偏歪棘突的右侧，右手掌托住患者左面颊及颏部，助手站在患者左侧，左手掌压住患者右颞顶部，根据复位的需要按头部。然后，医者右手掌向上用力使患者头颈沿矢状轴旋转 45°，同时左右拇指向左侧水平方向推顶偏歪棘突，可听到响声，并感到指下棘突向左移动。让患者头部处于正立位，顺压棘突和项韧带，松动两侧颈肌，手法结束。

（2）侧旋提推法：患者坐位，颈部自然放松，向旋转活动受限制方向主动旋转至最大角度。医者一手拇指顶住患椎高起的棘突，其余四指夹持颈部，另一手掌心对准下颌，握住下颌骨（或用前臂掌侧紧贴下颌体，手掌抱住后枕部）。然后医者握住患者下颌骨的手向上牵提，并向受限的方向旋转头部，同时另一手拇指向颈前方轻顶棘突高隆处，可听到响声，并感到指下棘突轻轻移位。让患者处于中立位，拇指触摸检查无异常，手法结束。

（3）牵引复位法：患者仰卧位，肩后用枕垫高。医者立于床头，右手紧托患者枕部，左手托住颏部，将患者头部自枕上拉起，使颈与水平面呈45°，持续牵引1～2分钟。然后轻轻将头左右旋转和前后摆动，此时往往可听到整复时的弹响。

3. 对症手法　顺理颈部、肩部及肘部的软组织，促进局部炎症消退。用拇指指腹或掌根沿颈项肌及肩部、肘部周围肌肉行走方向进行理顺，指掌力度中等，由近向远，由上向下，由内向外，反复理筋20～30次。

注意事项：①目前，手法治疗是肩肘痛治疗的首选，除骨性压迫神经根外，一般手法疗效较明显，但严重的急性颈椎间盘突出症患者或伴有脊髓压迫症状的患者慎用手法。②手法治疗前拍摄颈椎X线片，有条件者做CT或MRI检查，排除颈椎肿瘤、结核等引起的肩肘疼痛。发现颈椎及椎管内有破坏性或占位性病灶时，禁做手法治疗。③颈椎管内有颈脊髓，粗暴手法和复位过度可能引起颈髓的损害，造成严重不良后果。因此，手法操作要求轻、巧、稳，颈椎旋转角度不宜过大，最大旋转角度为下颏不能超过双肩关节连线。

（二）其他

1. 牵引治疗　一般采用枕颌布托牵引，对颈椎间隙或椎间孔变窄、局部软组织炎症明显者疗效较好。可坐式牵引，也可卧式牵引，重量5kg为宜，据效果可适当调整重量。每日牵引1～2次，每次30分钟，两周为1个疗程。

2. 药物治疗　西药可选服塞来昔布胶囊、双氯芬酸钠双释放肠溶胶囊（戴芬）等。中药内服以温经散寒、行瘀止痛为治则，方选安痛汤或三痹汤。中药外洗：三棱 30g，莪术 30g，麻黄 30g，威灵仙 30g，桂枝 30g，水煎，洗颈、肩、肘部，每日 1 次，每次 30 分钟，以热洗为宜。

3. 针灸、理疗、中药烫疗　根据具体病情选用。

4. 手术治疗　经各种非手术治疗无效，痛麻严重，影响工作和生活者，根据疼痛原因，可考虑手术治疗。

【验案】

黄某，男，32 岁。

患者两个月前进行完高尔夫运动后次日出现左肩肘疼痛，自敷药物后疼痛减轻，但仍觉肩关节活动不便，尤以外展上举时明显，肘关节伸直位时肱骨外侧伴有颈痛。曾到医院就诊，予以口服药物治疗，未见明显效果。检查：一般情况尚良好，颈后伸稍受限，C4、C5 左侧压痛明显，左侧肩关节活动受限，冈上肌和大小圆肌压痛明显。X 线片示颈曲反张，C4、C5 钩椎关节左右不对称。

诊断：颈肩综合征。

治疗：采用手法治疗，配合中药外敷。

15 次治疗后，上述症状基本消失。

按语：患者因运动致颈肩部肌肉劳损，出现局部疼痛不适和关节功能下降。采用手法治疗，并配合中药外敷，症状逐渐消失。这类疾病往往是由于肌肉组织的过度使用或者运动动作不当所致，超负荷的动作或者未能充分热身便急于运动往往是发生本类疾病的主要原因，故治疗上不单要重视急性期，更要重视恢复期的康复训练。

韦贵康

颈椎间盘突出症

【概述】

椎间盘是人体最早、最易随年龄而发生退行性改变的组织，与颈部劳损、外伤有着密切的关系。同时椎间盘的退变还与生活习惯、职业、内分泌、全身情况等也有密切的相关性。随着年龄的增长，颈椎间盘髓核的含水量也逐渐下降，从而失去了弹性和韧性，椎间盘变得越来越脆弱。大部分的颈椎间盘突出都没有明确的外伤史，多是在慢性劳损与椎间盘退变的基础上发病。95%的颈椎间盘突出发生于 C5、C6，因为此处的活动最多，最易损伤，该段椎管容纳的刚好是脊髓的颈膨大，颈髓退让余地不多，轻微压迫即出现症状。患者一般有以下特点。

1. 后外侧型

（1）颈肩部疼痛，伴同侧上肢或手指麻痛。

（2）颈项肌群紧张，受损害的神经根分布区域出现感觉减退，神经根所支配肌肉出现不同程度的肌萎缩，上肢腱反射减弱或消失。

（3）臂丛神经牵拉试验阳性，椎间孔挤压试验阳性。

（4）颈椎 MIR 可显示椎间盘向后外侧突出，肌电图检查可用来定位受损神经根。

2. 后侧型

（1）手足无力，下肢发紧，步态不稳，可出现四肢麻

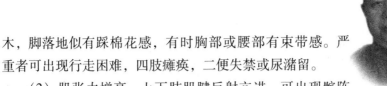

木，脚落地似有踩棉花感，有时胸部或腰部有束带感。严重者可出现行走困难，四肢瘫痪，二便失禁或尿潴留。

（2）肌张力增高，上下肢肌腱反射亢进，可出现髌阵挛和踝阵挛。

（3）Hoffmann 征阳性，Babinski 征阳性。颈椎 X 线片在侧位片上见颈椎生理弯曲改变，有骨质增生，椎间隙变窄。年轻患者可无椎间隙改变。

（4）根据症状、体征、X 线表现仍不能做出诊断者，可做 CT 或 MIR 检查，对颈椎间盘突出的部位、程度、方向的诊断有重要意义。

【证治经验】

（一）手法治疗

1. 理筋手法　患者正坐，医者站在背后施按揉法于风府、肩中俞、肩外俞、天宗穴，舒筋通络，使颈肩部痉挛的肌肉得以放松。再行𢫦法于颈肩部，以斜方肌为重点，施法 3~5 分钟后，医者一手扶头顶，一手施法于颈胸椎部，同时配合颈椎屈伸被动运动 3~5 次。接着，颈及患侧肩部配合颈椎侧屈被动运动 3~5 次。最后，医者一手托住健侧下颌，一手放于颈肩部，配合颈椎旋转被动运动。本法是治疗颈椎病的主要手法，其功能为舒筋通络，活血散瘀，消肿止痛，使局部血液循环加速，促进新陈代谢，有利于消除神经根炎症和水肿，改善局部组织的营养供应，改善病灶部的缺氧状态。

2. 调理手法　患者坐位，医者一手扶住头顶，一手托

韦贵康

住患者下颌做抱球势，徐徐摇动颈椎，待患者肌肉放松后，突然做颈椎伸位斜扳法，往往可听到弹响声。本法功能为滑利关节，整复错缝，扳法拉开椎间隙，突发性动作可纠正后关节错缝，增加颈椎的活动范围，同时能改变骨赘和神经根的相对位置，以减少刺激和压迫，从而缓解和消除临床症状。

3. 对症手法

（1）点按臂丛神经：患者坐位，医者站于患者背后，一手按健侧肩部固定之，一手食指或中指于患侧锁骨中点上 1cm 处揉按，以患肢远端出现麻木为度，每次操作 1～2 分钟。

（2）穴位点按：揉按肩髎、肩髃、臂臑、肩井、曲池、天宗、秉风、缺盆、天宗穴，然后点按缺盆、天宗穴，以患者手部麻感为度。

（二）其他

1. 中药治疗　治法以活血化瘀、舒筋通络、行气止痛为主，方用舒筋活血汤加减。药用：羌活 6g，防风 9g，独活 9g，当归 12g，川续断 12g，牛膝 10g，五加皮 9g，杜仲 9g，红花 6g，枳壳 6g。水煎服，每日 1 剂。

2. 牵引治疗　枕颌带牵引，戴围领使颈部制动。

3. 理疗、热敷　根据患者症状进行局部理疗、热敷。

4. 手术治疗　虽然对多数患者可行非手术治疗，但如果椎间盘突出较大伴有严重疼痛且有明显神经功能障碍者，或伴有脊髓功能损害症状者，则应及早手术治疗，时间长短一般不能作为是否手术治疗的决定因素。手术一般是前

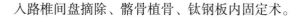

入路椎间盘摘除、髂骨植骨、钛钢板内固定术。

【验案】

验案1：张某，男，54岁。

上肢麻痛半年，加重1周。检查：颈椎外观无畸形，C4～C5、C5～C6右侧椎旁压痛，右臂丛神经牵拉试验（+），椎间孔挤压试验（+）。颈椎MIR可显示椎间盘向后外侧凸出。

诊断：后外侧型颈椎椎间盘突出。

治疗：颈部枕颌带牵引，每日1次；局部理疗、热敷；以舒筋解痉手法沿颈脊轻柔按摩，颈部旋转复位，隔日1次；口服双氯芬酸钠缓释胶囊（英太青）50mg，每日两次；复方丹参注射液、β-七叶皂苷钠静脉滴注，每日1次。

1周后，症状明显缓解。3周后，症状完全消失。

验案2：韦某，男，54岁。

手足无力，下肢发紧，步态不稳，可出现四肢麻木，脚落地似有踏棉花感，胸部有束带感半年，加重1周。检查：颈椎外观无畸形，椎旁无压痛，上下肢肌张力增高，肱二头肌、股四头肌肌腱反射亢进，出现髌阵挛和踝阵挛，Hoffmann征（+），Babinski征（+）。颈椎X线片在侧位上可见生理弯曲改变，C4～C5、C5～C6椎间隙变窄。颈椎MIR可见C4～C5、C5～C6椎间盘向后方椎管凸出，压迫脊髓。

诊断：后侧型颈椎椎间盘突出。

治疗：给予手术颈前入路C4～C5、C5～C6椎间盘摘

韦贵康

除、髂骨植骨、钛钢板内固定术。术后症状全部消失，3个月后见植骨融合良好，钛钢板内固定牢靠。

按语：两例验案出现的症状都是由颈椎间盘突出所致。颈椎间盘突出明显的患者会有明显的神经根症状或者脊髓症状，比如四肢麻木、踩棉花感等，对于此类患者我们要进行严格的体格检查。此外，对于颈椎椎间盘后外侧突出，要注意与肩周炎相鉴别。肩周炎的疼痛一般位于肩前外侧，无感觉障碍，肩部局部压痛；肩关节主动和被动活动受限，以外展、内外旋受限明显。诊断颈椎间盘突出主要靠病史与检查。病史中要注意有无肩外伤、颈椎疼痛与反复的历史。检查中要注意感觉的异常、减低或消失，注意检查肱二头肌与肱三头肌的张力、力弱、纤颤，注意肱二头肌及肱三头肌肌腱的反射。X线的正侧位及左右斜位片有一定的诊断价值。CT与MIR对诊断及鉴别诊断均有帮助。

斜　颈

【概述】

肌性斜颈的发病原因很多，一般认为主要有以下几种。

1. 产伤　多见于难产，有人认为是由于分娩时婴儿一侧胸锁乳突肌受产道或产钳挤压或牵引而受伤出血，血肿机化后产生肌肉挛缩所致；还有人认为是产程过长，胸锁乳突肌缺血，营养血管回流受阻导致肌纤维变性而造成斜颈。畸形多在出生后1周或数周内发生。

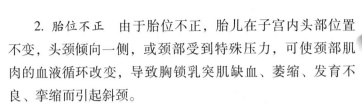

2. 胎位不正　由于胎位不正，胎儿在子宫内头部位置不变，头颈倾向一侧，或颈部受到特殊压力，可使颈部肌肉的血液循环改变，导致胸锁乳突肌缺血、萎缩、发育不良、挛缩而引起斜颈。

3. 综合因素　有部分胎位正常、分娩正常的婴儿也发生肌性斜颈。有学者认为，这是由于胸锁乳突肌纤维化在母体内已经形成，是先天性或遗传因素所致；还有学者认为是胚胎发育紊乱在子宫内导致胸锁乳突肌间质细胞增生、残留，由分娩过程及分娩后的某种刺激使其增生分化所致。

本病的基本病理改变是患侧胸锁乳突肌出现不同程度的变性。病变区通常位于胸锁乳突肌的中下段或中段，最初为质硬、椭圆形肿块。患者一般有以下特点。

1. 常在出生后两周左右发现头颈歪斜，斜颈常随患儿发育而发展，逐渐出现头向患侧倾斜、颜面转向健侧的情况。病情较轻者未引起注意。

2. 有的到一两岁才出现斜颈。当头颈部主动或被动转向健侧或仰头时，患侧胸锁乳突肌则突出于皮下，如条索状。

3. 严重者会继发周围组织畸形，患肩部耸起，头颅前后径变小，面部两侧不对称，患侧面部窄小，眉眼与口角之间距离较健侧缩小，五官倾斜。若未能治疗，则可继续发展为颈椎甚至上胸椎段脊柱侧弯。

4. X 线片见颈椎侧弯，常见到胸锁肌硬化的阴影。

5. 患儿胸锁乳突肌处可扪及一柱形或梭形肿块，触摸时患儿因疼痛而啼哭。胸锁乳突肌紧张，肿块可在 1 年内缩

韦贵康

71

小或消失，但也有形成永久性者。

【证治经验】

本病应早期发现，早期治疗，越早效果越好。年龄越大，面部畸形、颈胸段脊柱侧弯则越难治愈。

（一）手法治疗

适用于 1 岁以内的患儿。

1. 理筋手法　患者正坐，医者站在背后施按揉法于风府、肩中俞、肩外俞、天宗穴，舒筋通络，放松颈肩部痉挛的肌肉。以斜方肌为重点，施法 3~5 分钟后，医者一手扶头顶，一手施法于颈胸椎部，同时配合颈椎屈伸被动运动 3~5 次。接着，颈及患侧肩部配合颈椎侧屈被动运动 3~5 次。

2. 调理手法　先在心侧胸锁乳突肌做热敷或按摩，然后医者以一手托住患儿枕部，另一手托住其下颌，将患儿头部向畸形侧的对侧轻柔地进行矫正，并按摩挛缩的胸锁乳突肌，每日 1~2 次。

3. 对症手法　可由母亲操作，出生两周出现斜颈即可开始。患儿平卧于母亲腿部，头在腿外，颈部稍后伸。其母一手扶住患儿肩锁骨部，另一手扶住其头部，一边牵引，一边将患儿的面部扭向患侧，颈部转向健侧肩峰。每日 4~5 次，持续数月至 1 年左右。若一人不能单独进行，可由另一人适当协助。喂奶或睡觉时注意纠正斜颈位置，如早期进行，多数在 1~2 个月能纠正畸形。

（二）其他

年龄超过 1 岁以上经保守治疗无效或就诊较晚者，可进行手术矫正。对于 12 岁以上患者，虽然面部和颈部畸形难以矫正，但手术疗法仍可使其面部畸形有所改善，术后用头胸石膏固定 3~4 周。

【验案】

李某，女，7 个月，2009 年 1 月初诊。

患者家人发现小孩颈部向左侧偏斜，当头颈部主动或被动转向右侧或仰头时，患侧胸锁乳突肌突出于皮下如条索状，触摸时患儿因疼痛而啼哭，遂来诊。检查：颈部活动受限，颈部肌肉紧张，头向左侧倾斜颜面转向右侧时可于皮下触及如条索状的胸锁乳突肌。X 线片见颈椎侧弯，胸锁肌硬化的阴影。

诊断：斜颈。

治疗：采用牵引矫正法，局部给予分筋理筋手法和按摩术，同时给予散瘀软坚之中药，如苏木、泽兰、桂枝，水煎外洗，以配合手法治疗。

治疗 15 次，3 个月后复诊，外观已基本纠正。嘱咐家属让患儿多做颈部各方向锻炼，或进行按摩治疗，以保持矫正后的位置。

按语：患者患侧胸锁乳突肌出现不同程度的变性是本病的基本病理改变，发现后应及时治疗，治疗上用手法治疗配合中药外敷综合调理，疗效良好。

韦贵康

落　枕

【概述】

落枕，又名失枕，是常见的颈部软组织损伤之一，多见于青壮年。临床上以急性颈部肌肉痉挛、强直、酸胀、疼痛、颈部转动受限为主要症状，轻者4~5天自愈，重者数周才可缓解。

落枕多由睡眠时枕头过高、过低或过硬以及躺卧姿势不对等因素致使颈部一侧肌群在较长时间内处于过度伸展牵拉的位置；或颈肩部受风寒侵袭，肌筋不舒，经络痹阻，不通则痛，故而拘急疼痛。少数患者颈部突然扭转，致使部分肌肉扭伤，可发生痉挛性疼痛。临床表现为肌痉挛或某些纤维束的撕裂，或者引起分布于胸锁乳突肌、斜方肌的副神经的牵拉伤，牵拉或肌痉挛有时又会引起颈椎关节突关节的轻度移位。患者一般有以下特点。

1. 多在睡眠后出现一侧颈项疾病。

2. 局部僵硬，头颈活动受限。

3. 颈项肌群有肌紧张感、压痛。

4. 如两侧患病时，头颈后伸、倾斜、前屈明显受限；病灶累及颈肌时，可能局部肌痉挛、肿胀、僵硬、压痛；累及副神经时，沿着该神经分布区有压痛、放射痛；累及关节突关节时，在棘突旁压痛，或可触及棘突或横突的偏移，或有棘间隙的改变。

5. X线片一般无明显改变，也可有代偿性的颈曲加深或变直或颈椎侧弯。

6. 检查：颈背部、椎旁肌群痉挛，如肩胛提肌的痉挛，有肌紧张感、压痛。颈部呈僵硬状态，颈部活动受限。

【证治经验】

（一）手法治疗

1. 理筋手法　患者端坐位，医者先用一指禅推法在患侧颈项部推拿3~5分钟，然后用拿法弹拨紧张肌肉，使之逐渐放松。

2. 调理手法　患者端坐位，医者右手托起患者下颌，左手扶持其枕部，使其颈部前屈，进行颈部旋转复位，但必须掌握在患者耐受的范围内，切忌暴力蛮劲。然后按揉风池、风府、风门、肩井穴等，再用㨰法松弛颈肩部肌群。

3. 对症手法　患者端坐位，医者站于其后进行手法。如属肌痉挛者，侧沿该肌行走方向行松筋、理筋等手法，反复3~5次；如属副神经痛者，侧沿该神经行轻柔顺按手法，反复2~3次；如属关节突关节移位，触及棘突或横突偏移，侧行整复手法（参照颈椎病整复手法）。

（二）其他

1. 中药治疗　内治以舒筋活络、止痛为主，方用舒筋活血汤加减。药用：羌活6g，防风9g，荆芥6g，独活9g，当归12g，青皮5g，牛膝10g，五加皮9g，杜仲9g，红花6g，枳壳6g。水煎服，每日1剂。另外，还可用安痛汤加味，如局部瘀肿加红花9g，丹参12g；局部僵硬发凉加细辛

韦贵康

6g，地枫皮 6g。外洗方：海桐皮汤或千豆汤（千斤拔 30g，豆豉姜 30g，苏木 30g，三棱 30g，桂枝 30g，防风 30g）。

2. 西药治疗　可使用解热镇痛剂，如双氯芬酸钠缓释胶囊（英太青）50mg，每日两次。

【验案】

张某，男，32 岁。

醒后出现颈部疼痛半天。检查：颈项肌群紧张、压痛，颈部僵硬不能活动，四肢活动好。颈椎正侧位未见异常改变。

诊断：落枕。

治疗：给予手法治疗 1 次，配合中药汤疗。

3 天后，病情痊愈。

按语：患者醒后出现颈部的疼痛，活动受限，较容易做出诊断。落枕可视为颈部软组织急性扭伤或炎症，它受累的组织可有颈肌、关节突关节与副神经等。一般以一侧损伤为多，故多出现头颈斜向一侧。早期可使用中药内服、外敷，一般可配合使用解热镇痛以达到止痛作用；使用手法治疗，但宜轻巧。

多动症

【概述】

多动症，又称注意缺陷多动障碍（ADHD），是儿童期常见的一类心理障碍，表现为与年龄和发育水平不相称的注意力不集中和注意时间短暂、活动过度、冲动。本文论

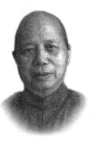

述的是颈源性多动症，由于颈椎劳损或者小关节紊乱所致，颈肩部肌肉持续性抽动伴有头部摇摆不定，严重者伴有面部的抽动，但患者并没有疼痛等不适感。患者一般有以下特点。

1. 颈肩部抽动，伴有头部摇摆，尤其站或坐时明显，卧床休息时消失。

2. 颈项肌群有肌紧张感、压痛。

3. 颈椎关节不对称，触及筋结。

4. X 线片或 CT 显示寰枢关节间隙不等宽。

【证治经验】

（一）手法治疗

1. **理筋手法**　先检查紧张区域，然后轻揉放松，再点按风池、风府穴，着重环枕区筋膜和斜角肌、斜方肌、胸锁乳突肌肌群的放松。

2. **调理手法**　患者端坐位，医者右手托起患者下颌，左手扶持其枕部，使其颈部前屈，进行颈部旋转复位，但必须掌握在患者耐受的范围内，切忌暴力蛮劲。然后按揉风池、风府、风门、肩井穴等，再用擦法松弛颈肩部肌群。

3. **对症手法**　患者端坐位，医者站于其后进行手法。如属肌痉挛者，侧沿该肌行走方向，行松筋、理筋等手法，反复 3～5 次；如属副神经痛者，侧沿该神经行轻柔顺按手法，反复 2～3 次；如属关节突关节移位，触及棘突或横突偏移，侧行整复手法（参照颈椎病整复手法）。

韦贵康

（二）其他

1. 颈椎牵引　以卧位枕颌带牵引为主，牵引重量 2 ~ 5kg，每日两次，每次 30 分钟。

2. 理疗、外敷　根据患者病情选择相应中药进行理疗、外敷。

【验案】

李某，男，6 岁。

患者无明显诱因出现颈部向左摆动，静态时明显。经过当地医院多次诊治，无改善而来诊。检查：左侧颈肩部肌肉紧张，C2、C3 椎旁压痛明显。两侧扁桃体 Ⅱ 度肿大。X 线片显示寰枢关节间隙左右不等宽（寰枢关节半脱位）。

诊断：多动症。

治疗：予颈椎牵引、手法治疗、烫疗药外敷，均为每日两次。

1 周后，症状明显改善，改为每周 3 次，共治疗 3 周，患者已无不自主抽动。半年后电话随访，无复发。

按语：本病例的多动症属颈源性多动症，由寰枢关节半脱位所致。治疗时行颈椎牵引，同时配合外治，症状逐渐消失。引起多动症的原因很多，而颈源性的多动症常被误诊，这一类的多动症往往以局部抽动、甩头等颈部附近部位的症状为主，检查时患儿会因为疼痛而有抗拒反应，通常还是有一定的诱因，如局部损伤、咽部急性炎症等，这类多动症是可以治愈的。

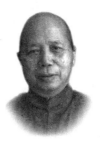

胸椎性疾病

胸　闷

【概述】

　　胸闷是指胸部闷胀不适，呼吸费力。引起胸闷的原因有多种，其中胸椎病变引起的胸闷在临床上并不少见。患者一般有以下特点。

　　1. 颈背部有外伤或劳损或感受风寒湿邪的病史。

　　2. 胸闷、呼吸困难，伴有胸背部酸胀、疼痛。

　　3. 胸部一般无明显体征，椎旁可扪及条索状硬块，并有明显压痛。胸椎可触及后突或增粗，以 T3 ~ T8 多见。

　　4. 心肺检查一般无异常。

　　5. X 线检查：胸椎缘可有骨赘形成，胸椎棘突偏左或偏右（以 T2 ~ T8 多见），椎间隙变窄。

【证治经验】

（一）手法治疗

　　1. 理筋手法　行局部揉按、松筋、理顺手法。

　　2. 调理手法　患者坐位或俯卧位，医者以手指或手掌沿脊柱两侧从上颈段至上胸段进行推揉弹按，反复 4 ~ 5 遍，

韦贵康

以缓解紧张的椎旁软组织，并松解粘连以备正骨操作。

3. 对症手法

（1）俯卧推按法：患者俯卧位，两上肢置于身旁，自然放松。医者站立于患者左侧，右手掌根按压患椎棘突，左手置放右手背上。嘱患者做深呼吸，在患者呼气末时，医者右手掌根用力往前下方推按，此时可闻及关节复位响声，手法告毕。此法宜复位中下段胸椎。

（2）端坐顶推法：患者端坐矮凳，双下肢自然弯曲，双上肢下垂或置于胸前。医者端坐患者身后高凳上，双手自患者两肩外侧环抱患者上胸，双掌交叉相握置于患者胸骨上方。嘱患者略向后仰上身，背靠医者右膝，头置于医者右肩。医者上身略前俯，右膝顶住患椎棘突，在患者呼气末时，医者双手用力往后下压，右膝往前上方顶抵，此时可闻及关节复位响声，手法告毕。此法宜复位上段胸椎。另法：患者双手手指交叉握于颈项部，医者坐于后，双手自患者两腋下绕过握患者两前臂，嘱患者低头或略挺胸，医者双手和右膝同时用力顶压。此法宜复位上段胸椎。

（3）端坐提肩拍打法（以右侧胸痛为例）：患者端坐矮凳，挺胸，两上肢自然下垂。医者立于患者右侧，右肘置于患者右腋下并用力往上提。嘱患者深吸气后憋气，医者用左掌根猛拍患者疼痛部位相应肋间的相邻上下两肋骨角处（背部），然后按压局部数次，手法告毕。

（二）其他

应用中药内服及理疗，并行功能锻炼等综合治疗。

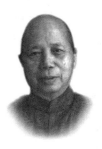

【验案】

陈某，女，45 岁，从事餐馆服务行业。

胸闷、胸痛半年。心电图、胸透、生化等实验室检查未见明显异常，内科诊断为神经官能症，服药 1 个月，效果不佳，因家庭经济原因，遂放弃继续治疗。后因落枕，颈部疼痛不适，活动受限，自贴药膏不能缓解，遂来诊。患者述说其胸痛病史，睡眠欠佳，翻身时感胸背痛。检查：T4～T5 棘突隆起、压痛，椎旁压痛。X 线片示 T4～T7 前缘骨赘增生，棘突偏歪。

诊断：胸椎小关节紊乱症。

治疗：对胸背肌肉进行放松，行胸椎膝顶复位法。

手法完毕，即觉胸闷、胸痛感顿减。3 次治疗后，症状完全消失。嘱其加强扩胸锻炼。半年后介绍朋友来我科治病，述其自己症状无复发。

按语：本病例是由于胸椎小关节紊乱刺激交感神经及周围组织所导致的，对胸背肌肉进行放松，行胸椎膝顶复位法，解除关节紊乱及对交感神经的刺激，症状逐步消失。同时要注意预防与调理，避免重体力活动。

胸　痛

【概述】

胸闷不适、胸背痛是临床上常见的一种病证，其病因

韦贵康

复杂多样，根据发病的起源，一般可分为 5 大类：①胸壁病变。②胸腔脏器病变。③节段性脊柱性疾病。④肩关节和周围组织疾病的牵涉。⑤腹腔脏器疾病。本文论述由脊柱节段性病变所引起的胸痛。患者多有以下特点。

1. 胸闷、胸痛，痛点固定。

2. 胸椎活动受限或处于特殊姿势（如含胸姿势），疼痛区相应部位的胸椎棘突偏歪（指下可有钝厚感、饱满感或隆凸感），棘突压痛、叩击痛，椎旁可触及肌紧张、压痛或病理阳性反应物（硬结、肌痉挛的条索状物等）。C1 ~ C6 横突不对称，尤其是下颈段棘突偏歪、压痛、活动受限。

3. X 线检查：胸椎骨、关节损伤患者，其相应椎体可见骨赘形成或楔形样改变，棘突偏歪以及胸椎力线改变；颈椎相应椎体可见双边征、椎体失稳或椎间孔变形狭窄。

【证治经验】

（一）手法治疗

手法治疗的关键是理顺受损的局部软组织，纠正骨关节错位，达到"骨正筋柔，气血以流"的目的，调节神经功能，促进受损椎旁组织的修复。

1. 理筋手法　局部揉按。

2. 调理手法

颈椎小关节复位手法有以下几种。

（1）单人旋转复位法（以 C1 横突偏右为例）：患者矮坐位，颈部前屈35°、左偏35°、右旋45°，医者站于患者背后，左手拇指触到偏移横突并固定之，其余四指置于患者

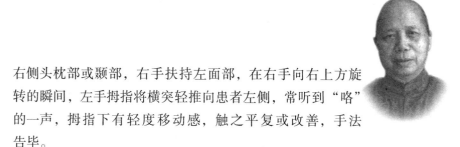

右侧头枕部或颞部，右手扶持左面部，在右手向右上方旋转的瞬间，左手拇指将横突轻推向患者左侧，常听到"咯"的一声，拇指下有轻度移动感，触之平复或改善，手法告毕。

（2）侧旋提推法（以 C6 棘突偏右为例）：患者矮坐位，颈部稍前屈位，医者站于患者背后，右手拇指触及 C6 棘突右侧并固定之，左手扶持患者下颌，使头转向左侧45°，此时左手向上轻提牵，右手拇指迅速向左轻推，常听到"咯"的一声，拇指下有轻度移动感，触之平复或改善，手法告毕。

胸椎小关节复位手法有以下几种。

（1）端坐膝顶法之一：患者端坐矮凳，双下肢自然屈曲，双上肢置于胸前。医者坐于患者身后高凳上，双手自患者两肩外侧环抱患者上胸（双手交叉相握置于患者胸骨上端）。嘱患者略后仰上身，背靠医者右膝，头置于医者右肩。医者上身略前俯，右膝顶住患椎棘突，在患者呼气末之际，医者双手用力往后下方拉压，右膝往前上方顶推，此时可闻及关节复位弹响或膝下有滑动感，手法告毕。

（2）端坐膝顶法之二：患者双手手指交叉相握于颈项部。医者坐于其后，双手自患者两腋下绕过并握住患者两腕关节，右膝顶住患椎棘突。嘱患者低头或略挺胸，医者在双手往后下拉压的同时，右膝往前上方顶推。此法宜复位上中段胸椎错缝。

（3）俯卧推按法：患者俯卧位，两上肢置于身旁，自然放松。医者站于患者左侧，面向患者上身。嘱患者做深

83

呼吸，在患者呼气末时，医者右掌根着力于患椎棘突，使用巧力往前下方推按，此时可闻及关节复位弹响，手法告毕。此法宜复位中下段胸椎。

（4）坐位旋转复位法（以胸椎棘突偏右为例）：患者端坐位，双手手指交叉置于脑后，两膝屈曲90°，助手固定患者右下肢。医者坐于患者身后另一椅子上，右手从患者右腋下穿过，绕颈后搭在患者左肩，左手拇指按压病损胸椎棘突右侧。嘱患者后伸20°~30°、右侧偏30°。医者在右手顺势往后上旋拉患者的同时，左拇指往左前方推按患椎棘突，此时可闻及关节复位弹响，手法告毕。此法宜复位中下段胸椎错缝。

（5）端坐提肩拍打法（以右侧为例）：患者端坐矮凳上，挺胸，两上肢自然下垂。医者立于患者右侧，右肘置于患者右腋下并用力往上提。嘱患者深吸气后憋气，医者用左手掌根对准患者疼痛部位相应肋间的相邻两肋骨角处（背部）拍打一掌，然后按揉局部数次，并自后向前沿上下两肋间隙松解、理按肌筋，手法告毕。此法适用于急性肋椎关节半脱位的复位治疗。

（6）悬吊拍打法：患者两手抓握单杠，两下肢屈曲离地悬吊。两助手分别抓握患者左右腕关节往上托。嘱患者深吸气后猛咳一声即可，若症状未缓解，可嘱患者深吸气后憋住气，医者用掌根对准患者疼痛部位相应肋间的相邻上下两肋骨角处（背部）拍打一掌，手法告毕。此法适用于年老体虚不宜使用其他复位手法的急性肋椎关节半脱位（即岔气）患者。

3. 对症手法　患者坐位或俯卧位，医者以手指或手掌沿脊柱两侧从上颈段至上胸段进行推揉弹按，反复 4～5 遍，以缓解紧张的椎旁软组织，并松解粘连以备正骨操作。

（二）其他

颈部布兜牵引，牵引时颈部轻度前屈，牵引重量坐位一般为 3～5kg，卧位一般不超过 10kg，每次牵引时间 20～30 分钟，每日 1 次，10 次为 1 个疗程。

【验案】

验案 1：曾某，女，35 岁，洗碗工。

心慌不能自控半年，伴眩晕、颈痛 1 个月。经内科系统检查和治疗未见疗效而转科治疗。颈背酸痛，手麻，心慌。检查：颈部活动受限，C5、C6 棘突压痛，椎旁叩痛，C2、C3 横突不对称，心脏各瓣膜听诊区有心律异常，但无病理性杂音。心电图显示期前收缩。X 线片见颈曲变直，钩突变尖，钩椎关节左右不对称，宽窄不一。

诊断：颈椎病（神经根型）。

治疗：牵引 3～5kg，约 20 分钟；用常规手法放松颈部肌肉；采用颈椎定点旋转复位法，以纠正位移的颈椎。

3 次治疗后，症状明显减轻。7 次治疗后，症状消失，心电图检查无异常。

验案 2：唐某，女，57 岁。

反复左侧胸痛 1 年余，加重 1 周。检查：左侧胸部第 4～7 肋间压痛明显，无红肿、硬结，T3～T7 左侧棘旁有明显压痛，左侧菱形肌呈条索状并伴压痛，心肺听诊正常。胸椎 X

韦贵康

线片示 T3～T5 椎间隙变窄，椎体前缘增生。

诊断：胸椎小关节紊乱症；左菱形肌劳损。

治疗：予手法治疗，并配合维生素 B_{12} 等药物穴位注射。

7 次治疗后，胸痛消除。1 年后随访，无复发。

按语：验案中两名患者的心脏症状系颈椎病所致，其机制可能有二：一是颈椎退变、关节移位影响毗邻的交感神经，从而影响冠状动脉的供血及心肌的舒缩活动；二是下段颈椎的骨质增生，直接引起下位颈脊神经受挤压，而出现胸背部放射疼痛。胸痛之因复杂，临床上应注意鉴别诊断，以便做相应治疗。同时要注意预防与调理，避免长时间低头含胸的工作或学习，手法治疗期间配合做挺胸、扩胸运动和单杠悬吊等锻炼。本病归属中医学"胸痹"范畴，在心的气、血、阴、阳不足或肝、脾、肾失调的基础上，兼有痰浊、血瘀、气滞、寒凝等病理产物阻于心脉。胸阳痹阻，心脉瘀阻，气机不畅，不通则痛。治宜活血化瘀，通脉止痛，予血府逐瘀汤；处方选穴以心经及心包经腧穴为主进行加减，常用穴为心俞、厥阴俞、内关、阴郄、膻中，每日 1 次，每次 30 分钟，10 次为 1 个疗程。

类冠心病

【概述】

冠心病是冠状动脉粥样硬化性心脏病的简称，是由于冠状动脉粥样硬化而导致心肌急剧的、短暂的缺血、缺氧，表现为胸前区压榨样疼痛，甚至有濒死感，可放射至颈、肩、背、左上肢前臂内侧以及左小指。所谓类冠心病，其病因并非冠状动脉粥样硬化，而是由于颈胸椎相应椎体的位置发生了偏离，激惹相邻组织，导致支配心脏的神经功能发生紊乱，产生与冠心病症状相类似的一种疾病。本病归属中医学"心痛"范畴，是由阴寒内盛、胸阳闭阻、阴占阳位、气血亏虚、痰浊阻滞所致，以活血化瘀止痛、通阳散结、理气豁痰补气为治疗原则。患者多有以下特点。

1. 阵发性左侧胸前区疼痛，呈压榨样、窒息性，甚至有濒死的恐惧感，可放射至颈、项、背部以及上肢，以左侧多见。症状时轻时重，可自行缓解。常在甩头、扭头、低头工作过久或高枕卧床休息起床时诱发，可伴有失眠多梦、手足心汗多、乏力懒言、易激动、头晕等自主神经功能紊乱的表现以及颈、项、背部酸累或疼痛不适、活动受限。

2. 颈、项、背部活动度差，但臂丛神经牵拉试验以及椎间孔挤压试验均为阴性。颈椎横突不对称，颈胸椎棘突偏歪、触痛、叩击痛，椎周肌痉挛紧张、僵硬甚至持续性痉挛、压痛明显，可触及病理阳性反应物。

3. 冠状动脉造影：主支无明显狭窄，可有变细或者显示挛缩。

4. X线检查：颈曲变直或上中颈段常有1~3个不等的双突征或双边征，齿突多不居中，寰齿间隙左右不对称，寰枢间沟变窄，颈胸椎棘突偏歪，钩椎关节增生，钩椎关

韦贵康

节间隙左右不对称,颈胸椎椎体骨赘增生。

5. 心电图检查:基本正常或见 T 波呈轻度双相或倒置或较正常略低等。

6. 眼科检查:眼底检查正常。

7. 血脂检查:无特殊。

8. 舌下含服硝酸甘油效果不理想。

【证治经验】

（一）手法治疗

1. 理筋手法 局部揉按,理顺经络。

2. 调理手法 运用一指禅推法或𢣷法、捏拿、揉按等松解类手法由上而下放松项背肌肉,缓解肌紧张,松解粘连,促进炎症介质吸收,提高痛阈,促进血液循环及新陈代谢,加快组织修复。

3. 对症手法

（1）根据患者情况以及病变部位灵活选用单人旋转复位法、侧旋提推法、膝顶复位法。

（2）点按调理心俞、肺俞、膈俞、厥阴俞以及命门、阳关、内关等穴,以透热为度。点按左星状神经节体表投影处,C1、C2 椎旁做力度适中的点按,每处按压 1~3 秒后放松,连续按压 1~2 分钟。

（3）分筋理筋:分推胸背并揉搓两胁肋部,按肌肉、肌腱、韧带的走行方向理顺。

（4）辨证治疗手法:加推中府、云门与肺俞穴可加强宣肺气作用,肺气旺盛,血行亦会畅快,起到了活血化瘀的功效；加推膈俞可消除血瘀，解除胸闷；加推心俞可加强心的功能，促使气血运行流畅，加大了活血化瘀的力度，使心脏不至出现严重的缺血、缺氧状态，防止心肌梗死的发生。

（二）其他

1. 针灸治疗　以手厥阴心包经、足太阳膀胱经的腧穴和相应募穴为主，取穴内关、郄门、巨阙、膻中等。体虚者用补法，并重用灸法以温通脉络。发作期每日治疗两次，间歇期可隔日治疗 1 次，7 ~ 10 次为 1 个疗程。

2. 牵引治疗　颈部布兜牵引，牵引重量一般不超过 5kg，每次牵引时间为 20 ~ 30 分钟，每日 1 次，10 次为 1 个疗程。

【验案】

验案 1：覃某，男，30 岁，IT 工作者。

颈项不适、胸背痛半年，伴左手指麻木 1 个月。曾做心电图检查为心动过速，心电图运动试验（－），药物治疗效果不理想。检查：颈项肌肉紧张，C5、C6 横突不对称，T4、T5 椎旁压痛。X 线示 C4 ~ C5、C5 ~ C6、C6 ~ C7 椎间孔变小，T3 ~ T6 椎体前缘呈唇样骨赘增生。

诊断：颈椎病（神经根型）；胸椎小关节紊乱症。

治疗：采用牵引及手法治疗，并嘱咐患者加强功能锻炼，手法及牵引隔日进行 1 次。

10 次治疗后，颈项不适、胸背痛及手麻症状消失。因工作忙，患者自己加强自身锻炼，3 个月后随访，无症状。

韦贵康

验案2：黄某，男，48岁。

心前区刺痛，反复发作两年，加重20天。患者常无明显诱因出现胸前区闷痛，持续性隐痛，伴有双侧肩背部疼痛，每天发作7~8次，每次痛得大汗淋漓，且每次发作均有左上肢麻木，口服速效救心丸稍缓解。经心血管方面检查，均未发现异常。心内科诊断为隐性冠心病、心绞痛。曾住院治疗，未见明显好转。后因颈痛及上肢麻痛，X线拍片示颈椎曲度反张，C5~C6椎间隙变窄、骨质增生，脑血流图及彩超检查示颈部左侧椎动脉、基底动脉血流减少，因而转骨科治疗。检查：颈部活动度尚可，C6棘突左偏明显压痛，颈部左侧软组织明显紧张。

诊断：隐性冠心病；心绞痛；颈椎病；胸椎小关节紊乱症。

治疗：对颈椎进行牵引，约20分钟；用常规手法放松颈部肌肉；采用颈椎侧旋提推复位法，以纠正反张的颈椎曲度；同时予常规手法放松胸背部肌肉，并采用端坐膝顶法，以纠正胸椎小关节紊乱。

1次治疗后，患者感胸前区疼痛减轻，复查脑血图及彩超示椎动脉、基底动脉供血正常，复查X线片示颈椎曲度反张消失。9次治疗后，症状全部消失，触诊颈椎已属正常。随访1年，无复发。嘱咐患者进行功能训练，预防保健，防止复发。

按语：上述病例主要是由于颈椎曲度改变及胸椎小关节紊乱所导致的，治疗上以恢复颈椎生理正常曲度、纠正胸椎小关节紊乱及解除局部对交感神经的刺激为主，采用牵引及手法治疗，症状逐渐消失。手法治疗本病时，操作要轻柔，用力不宜过重，以患者略感酸胀即可。手法过重则有使机体代谢加快之可能，易致心脏缺血、缺氧情况加重。治疗时应密切关注患者及病情变化。同时要注意预防与调理，嘱患者做轻微、缓慢的前俯、后仰、侧弯、旋转等功能锻炼，以疏通筋骨，流畅气血，剧烈的活动应在完全康复后再予以考虑。本病属中医学"心痛"范畴，多是由寒湿留滞、气血亏虚、痰浊阻滞所致，故在治疗上采用温通心阳、理气化瘀、宣痹化痰、益气养阴、温补阳气、补益肝肾之法，总的治则为"补通"。治疗时应注意辨别疼痛性质、气血阴阳亏虚、痰浊、血瘀、气滞、寒凝，并结合舌苔、脉象判断病情顺逆。心痛是急危重症，故发作时首先要救急，待病情稳定后再辨证论治。方药当以血府逐瘀汤为本方，活血化瘀，改善局部循环。

胃脘痛

【概述】

胃脘部是指两侧肋骨下缘连线以上至鸠尾的梯形部位。胃脘痛是以胃脘部疼痛为主要症状的消化系统疾病，属临床常见病证，包括西医学的胃溃疡、十二指肠溃疡。中医学认为本病是由于外邪犯胃、饮食不节、情志不畅、脾胃虚弱导致脾胃受损、气血不调所致。因胃脘部靠近心窝，故古代文献又称之为胃心痛、心下痛，甚至称心痛。患者

韦贵康

多有以下特点。

1. 胃脘部痞满、疼痛，伴恶心呕吐、食欲不振、嗳气反酸。

2. 胃脘部可有局限性压痛，T5～T10 棘突偏歪、触痛、叩击痛（有时可出现沿肋间神经行走方向的逆向疼痛），椎周肌紧张或有阳性病理反应物，叩及患椎或阳性病理反应物可反射性引起胃脘部症状加重或缓解（即舒适感）。

3. 胃镜检查可见胃、十二指肠炎性改变或溃疡样病变。

4. X 线检查：胸椎正侧位片一般无明显的异常改变。个别患者可见 T5～T9 单个或多个椎体骨赘形成。

5. 经消化内科系统治疗，效果不佳、症状反复者。

【证治经验】

（一）手法治疗

以纠正胸椎小关节错位为主，配合调理脾胃功能。

1. 理筋手法　局部滚按，理顺经络。

2. 调理手法

（1）一指禅推法：患者俯卧位，医者用拇指分别沿脊柱两旁足太阳膀胱经走行方向从大杼穴向下推按至三焦俞，每侧往返施术 4～5 遍。

（2）推按理筋法：患者俯卧位，医者用拇指指腹或掌根沿 T5～T9 脊柱两侧自上而下顺肌肉行走方向进行推按。

（3）调理点穴法：患者俯卧位，医者用拇指分别按揉脊柱两旁之背俞穴，每穴施术约 1 分钟，接着患者改变体位为仰卧位，医者用拇指分别按摩中脘、天枢、足三里、气

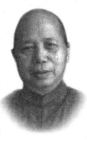

海等穴，每穴施术约 1 分钟，按摩力度以患者觉局部酸胀为宜。随后用一指禅推法推按（剑突下至气海穴往返），并重点中脘穴，用掌摩法以中脘穴为中心按顺、逆时针方向揉胃脘部，各摩 200~300 次，然后以掌振法振上腹部 3~5 分钟，手法告毕。

（4）斜扳法：患者侧卧，医者以患椎棘突为扭转点，行斜扳法，左右各 1 次。

3．对症手法

（1）寒凝气滞型：直擦左侧背部（T7~T12），擦至热烫为度。

（2）饮食积滞型：用双手拇指沿肋弓做分推法，用一手大鱼际由上而下做推法。

（3）肝郁气滞型：用五指端自剑突下开始由上而下向两侧肋部做梳法，按揉章门、期门穴。

（4）瘀血阻络型：重点点按脾俞、胃俞、三焦俞。

（5）脾胃虚寒型：胃脘部的摩法时间适当延长，擦左侧背部，擦至热烫为度。

（6）脾胃阴虚型：重点点按胃俞、大肠俞、八髎。

（二）其他

针灸治疗：选用中脘、气海、神阙、足三里、脾俞、胃俞、阿是穴施行一般灸法或隔姜灸（中脘、气海还可施行温针灸）及常规针刺。急性胃痛每日 1~2 次，慢性胃痛每日或隔日 1 次。

韦贵康

【验案】

验案 1：朱某，男，30 岁，办公室职员。

胃脘部疼痛反复发作半年。患者面黄体瘦。检查：胃脘部无明显压痛，无反跳痛，T7、T8 椎旁压痛。X 线示 T5、T6 椎体前缘骨赘增生。曾服药治疗，症状时轻时重。

诊断：胃脘痛。

治疗：按胸椎小关节紊乱进行手法治疗，隔日 1 次，加吊单杠锻炼。

15 次治疗后，胃脘部疼痛基本消失，再巩固治疗 5 次。两个月后电话随访，无复发。

验案 2：李某，女，32 岁。

反复脊背酸痛、沉重 1 年，复发伴胃脘疼痛 3 小时。检查：T8、T9 棘突间有一疼痛敏感点，腹平软、无压痛。胸椎 X 线检查未见异常。

诊断：胃脘痛；胸椎小关节紊乱症。

治疗：采取手法整复 T8、T9 小关节。

治疗 5 分钟后，胃脘疼痛消失。6 次治疗后，脊背酸痛、沉重感消除。随访，疼痛未再复发。

按语：两则病例都是由胸椎小关节紊乱所导致的，对相应患椎行理筋、调骨之法，解除局部神经刺激，症状逐渐消失。脊背软组织损伤与胸椎骨关节移位可引起胃脘部疼痛、胀闷、早饱、泛酸、灼热等，但这些胃部症状的出现与脊背软组织损伤、胸椎小关节移位常常间隔一段时间，以致医患双方均不易将胃脘症状的出现与脊背软组织劳损、

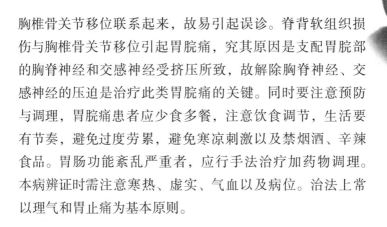

胸椎骨关节移位联系起来，故易引起误诊。脊背软组织损伤与胸椎骨关节移位引起胃脘痛，究其原因是支配胃脘部的胸脊神经和交感神经受挤压所致，故解除胸脊神经、交感神经的压迫是治疗此类胃脘痛的关键。同时要注意预防与调理，胃脘痛患者应少食多餐，注意饮食调节，生活要有节奏，避免过度劳累，避免寒凉刺激以及禁烟酒、辛辣食品。胃肠功能紊乱严重者，应行手法治疗加药物调理。本病辨证时需注意寒热、虚实、气血以及病位。治法上常以理气和胃止痛为基本原则。

功能性消化不良

【概述】

功能性消化不良是胃肠功能紊乱疾病的一种表现，常被称作"胃肠神经官能症"，多有精神因素的背景，常与自主神经、神经递质、胃肠道激素等因素相关。随着对脊柱相关疾病研究的深入，脊柱源性所致的功能性消化不良已得到大家公认，且在引起功能性消化不良疾病中所占的比例呈现出越来越大的趋势。功能性消化不良是由上述因素等刺激，导致高级神经功能障碍，引起自主神经系统失常，出现胃分泌和运动功能紊乱，而未有贫血病变的一组胃肠综合征的总称。本病属于中医学"痞满"范畴，在于脾胃功能障碍致中焦气机阻滞、升降失常，从而发生痞满。患者多有以下特点。

1. 上腹饱胀、嗳气吞酸、厌食、食欲不振、早饱以及进食性呕吐等，腰背酸累、坠胀感以及疼痛、活动受限等。

2. T5～L5，尤以 T5～T10 棘突偏歪、后凸、压痛、叩击痛为主，椎旁肌紧张、痉挛、压痛、叩击痛。腹部听诊肠鸣音正常。

3. X 线检查示胸椎正、侧位片可无阳性改变，或见胸椎退变、椎间隙变形狭窄、不对称改变等。

4. 胃肠电图检查提示胃肠动力减弱、蠕动变慢、排空延迟等。

【证治经验】

（一）手法治疗

1. 理筋手法　以肚脐为中心，顺时针揉按 36 次，逆时针揉按 36 次，再顺腹直肌方向由上至下理顺 36 次，垂直于腹直肌来回揉按 36 次。

2. 调理手法　一指禅偏峰推法推膻中、中脘、神厥、气海、关元等穴，每穴施术两分钟。逆时针掌根揉摩胃脘部，以透热为度，随后用震颤法震颤腹部，重点震颤中脘穴，以透热为度，并点按足三里 1～2 分钟，最后分推腹部。

3. 对症手法　点按常用穴（中脘、气海、百会、胃俞、脾俞、足三里），痞满恶心加公孙、内关，嗳气加太冲、期门。点按时嘱患者用腹式呼吸，点按力道随呼吸节律变化。

（二）其他

针灸治疗：处方用穴以任脉腧穴和脾胃的背腧穴为主。

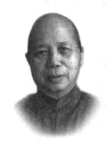

【验案】

陈某，女，42 岁。

嗳气吞酸、食欲不振伴饭后腹胀感 1 月余。经内科系统检查未见明显异常，治疗效果不佳。上腹部痞满，易饱，善太息，胸胁胀满不适。检查：触诊可有 T7～T9 棘突压痛，棘旁肌压痛，舌苔腻，脉弦滑。X 线检查未见阳性体征。胃镜检查未见明显器质性病变。

诊断：功能性消化不良。

治疗：以肚脐为中心在上腹部进行揉按理筋，取上脘、中脘、下脘、气海、关元等穴位行一指禅推法推按局部；结合胸背部的理筋调骨，行端坐旋转复位法。

当天经手法治疗后，顿觉腹胀感减轻。5 次治疗后，症状好转，但时有轻微发作。10 次治疗后，症状完全消除。

按语：本病的产生与胸椎小关节及周围软组织的急慢性损伤有一定关系，故在治疗期间应避免猛然转体或单手提携重物等使腰背受到扭转或不协调牵拉应力的动作。运用局部的理筋揉按手法，取穴腹部的常规穴位，结合患者的呼吸进行局部推按，再对错动移位的胸椎小关节进行整复，效果明显。同时要注意预防与调理，治疗期间应配合腰背肌的功能锻炼，以增强腰背肌的弹性和韧性，维护脊柱的内外平衡，更好地预防疾病的发生。

韦贵康

腰骶椎性疾病

产后腰腿痛综合征

【概述】

产后腰腿痛综合征多发于初产妇或多产妇，多是由于分娩时骨盆环损伤或骶髂关节损伤未能及时修复，以致产后出现下腰、臀部、下腹或下肢疼痛等症状。患者多有以下特点。

1. 主要以臀部、下肢疼痛为主，多单侧，常放射至大腿后侧，或通过阴部神经放射至会阴部引起疼痛，仰卧睡觉不能持久，行走时局部疼痛加剧，不敢用力，故跛行，坐蹲卧位时疼痛减轻。

2. 盆腔脏器功能紊乱，较重者可因骨盆损伤或炎症刺激局部脊神经或自主神经引起盆腔脏器功能紊乱而出现相应症状，如腹胀、便秘、尿频、尿急、排尿障碍、产后月经过早来或月经不调等。

3. 骶髂关节损伤者，局部压痛，骶后上棘高耸，位置偏前下为后错位，凹陷、偏上为前错位。单髋屈曲内收时骶髂关节疼痛加剧，4字试验多呈阳性；耻骨联合局部压痛，骨盆分离试验可呈阳性。

4. X 线检查：轻者未见异常，重者可有两髂后上棘不对称、双侧骶髂关节间隙不等宽或患侧间隙模糊等，有的出现耻骨联合分离或腰骶角增大等。

【证治经验】

（一）手法治疗

1. 理筋手法　采用循经按揉法，患者俯卧位，医者站于一侧，先用擦法、按揉法沿两侧膀胱经由上而下往返施术 3 ~ 5 遍，力量由轻到重。然后用双手拇指按揉肾俞、腰阳关、大肠俞、八髎等穴，以酸胀为度，并配合腰部后伸被动运动数次。

2. 调理手法　骶髂关节错位者，用斜扳法复位；耻骨联合分离者，用侧卧挤压法复位，必要时两侧都做；腰骶角增大者，可让患者取腹卧位，医者于骶角后向前按压；肌肉粘连者，用分筋理筋、松解手法；有移位者，注意手法后卧床休息 1 ~ 2 周。

3. 对症手法　患者俯卧位，医者先用擦法、揉法在腰臀及大腿后外侧依次施术，往返 3 ~ 5 遍，并点按秩边、阿是穴等穴，然后用小鱼际直擦腰背部膀胱经，横擦腰骶部，以透热为度。

（二）其他

1. 中药治疗　中药内服以补益肝肾，方用六味地黄汤加减。

2. 功能锻炼　患者宜做蹲下起立活动，反复进行，每日 2 ~ 3 次，每次做 20 ~ 30 遍，对骨盆恢复原位、改善局部

韦贵康

血液循环、消除炎症有一定作用。

【验案】

韦某，女，27岁，教师，2003年12月初诊。

患者3个月前产一健康男婴，初产妇，产程顺利。现觉臀部及下肢疼痛，右侧严重，放射至大腿后侧，跛行。检查：患者右侧髋关节活动受限，右侧下肢4字征（+）。X线片示两侧骶髂关节间隙不等宽，右侧较大。

诊断：产后腰腿痛综合征。

治疗：局部采用分筋理筋手法，取穴阿是穴、秩边、八髎等常用穴，并行骶髂关节斜扳法。

第2天，患者疼痛有所缓解。手法治疗半个月，患者症状基本消失。

按语：本病例是由骶髂关节位移所导致的，采用分筋理筋手法，循经按揉，舒筋通络，同时行骶髂关节斜扳法以复位。产后腰腿痛综合征属于女性生理上继发的特有疾病，病情多可缓解，预后良好。产前有慢性腰痛者要及时治疗，产后嘱咐患者不宜下地过早，以防止闪挫扭伤，逐步加强骨盆与下腰部的功能锻炼。产前、产后都要注意调养，避免风寒湿等。

急性腰扭伤

【概述】

急性腰扭伤，又称腰部伤筋，俗称闪腰。腰部急性扭

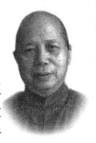

伤包括肌肉、韧带、筋膜、小关节、椎间盘等组织急性扭伤，90%发生于腰骶关节或骶髂关节，是伤科常见和多发疾病。患者大多数是体力劳动者，青壮年居多，男性多于女性。患者多有以下特点。

1. 有明确的腰部外伤史。

2. 腰部剧痛，活动不便，坐卧翻身困难，强迫体位，咳嗽、深呼吸时疼痛，用手扶撑腰部行走。

3. 触诊检查：局部肌肉痉挛，有明显压痛，疼痛范围广泛，椎体棘突无明显压痛，无局部椎体后凸畸形。

4. 物理检查：直腿抬举试验阳性，加强试验阴性。

5. 影像检查：脊柱生理曲线可改变，脊柱多向患侧倾斜。

【证治经验】

（一）手法治疗

1. 理筋手法　患者俯卧位，医者用两手从背部至腰骶部的两侧自上而下轻揉按摩3~5遍，充分放松双侧肌肉。

2. 调理手法　拿捏痛侧肾俞、环跳穴周围3~5遍，弹拨腰骶、棘突间韧带，最后扳动大腿，摇晃拉伸数次，采用腰椎旋转复位法，调节脊柱平衡。

3. 对症手法　点按秩边、委中、承山等穴，然后用小鱼际直擦痛侧膀胱经，横擦腰骶部，透热为度。

（二）其他

1. 针刺常取人中、委中、昆仑等穴，强刺激，可加拔火罐。

2. 外敷跌打膏或跌打酒，受伤 24 小时内不宜热敷。

【验案】

梁某，男，29 岁。

弯腰持物起身致腰部疼痛，伴活动受限两小时。检查：腰后伸受限，腰部肌肉紧张，L4、L5 处压痛，右侧为甚。腰部 X 线片示骨质未见异常。

诊断：急性腰扭伤。

治疗：予理筋手法治疗，医者用两手在患者腰背至腰骶部两侧自上而下轻柔按摩；取穴阿是穴、秩边、委中、承山等常用穴点按，并配合凡士林在腰骶部行横擦按摩法，透热即可；最后行腰椎旋转复位手法。

患者即觉腰部疼痛明显减轻，可向前弯曲，但活动仍觉不灵活。次日二诊再予手法治疗，上述诸症消失，腰活动稍受限，腰肌稍紧张，基本痊愈。1 周后再诊，已恢复正常。

按语：本病例是由于弯腰闪扭使得腰椎关节紊乱所导致的，采用理筋手法充分放松肌肉，缓解患者疼痛、紧张感，配合常规穴位点按，最后进行腰椎斜扳复位，调整腰椎关节的平衡，症状逐渐消失。急性腰扭伤时需注意鉴别是否有骨折或椎间盘的损伤，如腰椎骨折、椎间盘突出症等，不要忽略全身的体格检查。严重的腰扭伤还可配合一些补肝肾、强筋骨、活血化瘀的中药内服。嘱咐患者伤后宜硬板床休息，后期（伤后 2~3 周）做腰背肌锻炼，以增加腰椎的稳定性，较严重的需佩带腰围 1~2 周。

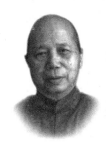

慢性腰肌劳损

【概述】

慢性腰肌劳损，或称腰背肌筋膜炎、功能性腰痛，主要指腰骶部肌肉、筋膜、韧带等软组织的慢性损伤导致局部无菌性炎症，从而引起腰骶部一侧或两侧的弥漫性疼痛，是慢性腰腿痛中常见的疾病之一。本病多与职业和工作环境有一定关系，以坐班族、重体力弯腰劳作者常见。长期反复发作的腰背部酸痛不适，或呈钝性胀痛，腰部重着板紧，如负重物，时轻时重，缠绵不愈。充分休息、加强保暖、适当活动或改变体位姿势可使症状减轻，劳累或遇阴雨天气则症状加重。腰部活动基本正常，一般无明显障碍，但有时有牵掣不适感。急性发作时，诸症明显加重，可有明显的肌痉挛，甚至出现腰脊柱侧弯、下肢牵掣作痛等症状。患者多有以下特点。

1. 反复腰痛病史。

2. 腰背部酸痛、胀痛，严重时可有刺痛感，劳累后加重，休息可缓解。不能久坐久站，不能胜任弯腰工作，弯腰稍久便直腰困难，常通过伸腰或用拳头叩击腰背部以缓解疼痛不适。

3. 触诊检查：腰背部有明显压痛点，躲在骶髂部，腰部外形多无异常，活动可。

4. 其余检查无特殊。

【证治经验】

（一）手法治疗

1. 理筋手法

（1）循经按揉：患者俯卧位，医者站于一侧，先用滚法、按揉法沿两侧膀胱经由上而下往返施术 3~5 遍，力量由轻到重。然后用双手拇指按揉肾俞、腰阳关、大肠俞、八髎等穴，以酸胀为度，并配合腰部后伸被动运动数次。

（2）疏经止痛：医者用点压、弹拨手法施术于痛点及肌痉挛处，反复 3~5 遍，以达到提高痛阈、松解粘连、解痉止痛的目的。

上述手法 1~2 天 1 次，8~10 次为 1 个疗程，一般 2~3 个疗程。

2. 调理手法　患者侧卧位，医者面向患者站立，施腰部斜扳法，左右各 1 次，再取仰卧位，行被动直腿抬高拉伸，再行双下肢屈膝屈髋，做抱膝滚腰 16~20 次，以调整腰骶关节。

3. 对症手法　患者俯卧位，医者先用滚法、揉法在腰臀及大腿后外侧依次施术，往返 3~5 遍，并点按秩边、委中、承山等穴，然后用肘压腰背两侧膀胱经，再有节律地叩打腰背及下肢膀胱经部位，力量由轻到重，以患者能忍受为度。

（二）其他

功能锻炼：加强腰背伸肌锻炼，如仰卧位的拱桥式锻炼，俯卧位的飞燕式锻炼，早晚各 1 次，每次各做 20~30

下，有利于腰背肌力的恢复。

【验案】

黄某，男，40 岁，2006 年 5 月初诊。

腰骶部疼痛，反复发作两月余。疼痛随气候或劳累程度而变化，时轻时重。检查：腰部有广泛压痛，脊椎活动未发现异常，T3、T4 椎旁有肌肉痉挛。X 线示腰椎未见明显异常。

诊断：慢性腰肌劳损。

治疗：腰部循经按揉，每两天 1 次。

次日二诊诉疼痛明显好转。8 次治疗后，患者痊愈。嘱咐患者注意平时的工作姿势，坚持功能锻炼。功能锻炼时应加强腰背伸肌的锻炼。

按语：推拿治疗慢性腰肌劳损能明显改善症状，早期见效更显著。本病例治疗时予腰部循经按揉，解痉止痛，调节腰部关节紊乱，疼痛逐渐消失。

各种综合征

自主神经功能紊乱

【概述】

自主神经功能紊乱，又名神经功能紊乱、自主神经紊

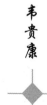

韦贵康

乱、自主神经功能紊乱症、自主性神经紊乱、神经官能症等，是因长期的精神紧张、心理压力过大以及激怒和精神受到刺激所引起的一组症候群，以内脏功能失调、心血管功能紊乱和腺体分泌异常为主，脊柱慢性病损是重要原因之一。患者表现为颈、背、腰部酸累，情绪不稳、烦躁焦虑，烦躁时不能看电视，甚至听到嘈杂浑身难受，心慌、紧张易怒、心里恐惧害怕、敏感多疑等。患者多有以下特点。

1. 全身症状：疲乏、倦怠，流涎，多泪，盗汗，情绪不稳，焦躁不安，健忘，颈、背、腰部酸痛，胸部胀满或压迫感，发冷或发热等。

2. 神经症状：失眠，头晕，头痛，头部有沉重感，耳鸣，眼睑震颤，感觉过敏等。

3. 循环系统症状：心悸，胸部压迫感，血压不稳，心电图 S–T 段及 T 波改变，四肢厥冷，口唇发绀等。

4. 呼吸系统症状：呼吸急促、困难、气喘，神经性喘息，喉头异物感等。

5. 消化系统症状：食欲不振，厌食恶心，时呕吐，腹部胀满感，下腹疼痛，神经性腹泻等。

6. 泌尿生殖系统症状：神经性多尿、夜尿，月经失调，性功能障碍等。

7. 皮肤症状：多汗或少汗或无汗，阵发性皮肤潮红，瘙痒或荨麻疹等。

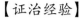

【证治经验】

（一）手法治疗

1. **理筋手法** 患者正坐位，医者站在背后施按揉法于风府、肩中俞、肩外俞、天宗穴，舒筋通络，使颈肩部的肌肉得以放松；再行弹拨法于颈肩部，以斜方肌为重点，施法3~5分钟后，医者一手扶头顶，一手施法于颈胸椎部，配合颈椎屈伸被动运动3~5次；接着拿捏颈及患侧肩部，配合颈椎侧屈被动运动3~5次；最后，医者一手托住健侧下颌，一手置于颈肩部，配合颈椎旋转被动运动。本法功能为舒筋通络，活血散瘀，消肿止痛，使局部血液循环加速，促进新陈代谢，改善局部组织的营养供应。

2. **调理手法** 患者坐位，医者行理筋手法后使用颈椎扳法、胸椎小关节错位掌推法或膝顶复位法等常规手法松解颈项背部软组织、纠正颈胸椎偏歪的棘突，以舒经通脉，理筋整复，打通督脉以通百脉。

3. **对症手法** 患者仰卧位，医者捏眼眶、指推双柳、揉运太阳穴；搓捏耳郭、拉耳垂、揉搓耳背、捏耳尖，捏揉推运耳穴神门、内分泌、心、肝、肾、交感，点按耳门、听宫、听会、翳风穴，搓耳根至发热；十指按揉头部，拇指点按头部五线（印堂→百会；阳白→四神聪；丝竹空→率谷）；侧头用牛角依次点按颞部少阳经穴（手少阳取穴翳风、瘈脉、颅息、角孙、耳门、和髎，足少阳一线取穴曲鬓、率谷、天冲、头窍阴、完骨，足少阳二线取穴阳白、头临泣、目窗、正营、脑空、风池）；用牛角泻法刮拭颞部少阳经，用力根据实际情况而定，避免刮脱头发、刮伤皮肤。

（二）其他

中药治疗：肾阴虚证，宜滋阴补肾，方选左归丸合二至丸；肾阳虚证，宜补肾壮阳，方选右归丸加减；肾阴阳俱虚证，宜阴阳双补，方选二仙汤合二至丸。

【验案】

陈某，女，36 岁，2012 年 3 月初诊。

失眠、头晕、食欲不振 3 年余，伴疲乏、倦怠，盗汗，情绪不稳，焦躁不安，健忘，颈、背、腰部酸痛，发冷或发热，耳鸣。舌红，脉细数。检查：血常规、尿常规、肝功能未见异常。

诊断：自主神经功能紊乱。

治疗：采用头部理筋手法、脊椎调理手法，每天 1 次。同时配合中药内服，予百合地黄汤加减。

1 次治疗后，患者睡眠质量改善。两次治疗后，患者颈肩腰痛明显好转。15 次治疗后，各症状均有明显好转，后予每 3 天 1 次手法巩固疗效，两个月后出院。随访两年，症状未见反复。嘱咐患者调整生活习惯，适时运动。

按语：本病例是由于高级神经中枢过分紧张，导致自主神经功能紊乱。采用理筋、调理手法，舒经通脉，理筋整复，打通督脉以通百脉。同时配合百合地黄汤加减内服，症状明显改善。

慢性疲劳综合征

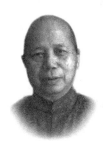

【概述】

慢性疲劳综合征（CFS）是西医学新认识的一种疾病，它是一组症候群，其临床表现主要为身体长期极度的疲劳和头痛，同时伴微热、咽痛、淋巴结肿大、肌肉酸痛、关节疼痛等类似感冒的表现及抑郁或烦躁、睡眠异常、多梦、记忆力下降、注意力难以集中等神经精神症状，但体检和常规实验室检查无重大发现。患者多有以下特点。

1. 必要症状：原因不明的持续或反复发作的严重疲劳，并且持续至少6个月，经充分的休息后疲劳仍不能缓解，活动水平较健康时下降50%以上。

2. 次要症状与体征：记忆力下降，注意力不集中，咽喉炎，颈部或腋窝淋巴结触痛，肌痛，多发性非关节炎性关节疼痛，新出现的头痛，睡眠障碍，劳累后持续不适。以上症状与体征应同时具备4条或4条以上，持续存在至少6个月。

【证治经验】

（一）手法治疗

1. 理筋手法

（1）三线分推：先两侧膀胱经，后督脉。叠掌按揉双侧膀胱经（肩背至腰骶），捏拿夹脊，弹拨内侧膀胱经至臀部（重点在腰部、骶部、八髎区、梨状肌、臀中肌及阿是穴），后叠掌按揉督脉。

（2）局部点按：肘点内侧膀胱经穴、臀上皮神经出口、臀中肌、梨状肌，重点加强肾俞、大肠俞、八髎。叠掌按压腰骶部（重点在腰阳关），肘部捋理腰部竖脊肌，肘部揉㨰放松背、腰、臀部，摇摆脊柱法，虚掌叩击背、腰、骶部。在有结节、条索状肿物的位置重点加强弹拨及点按。

2. 调理手法

（1）旋转复位法：患者端坐位，助手双腿夹住患者双下肢避免转动。医者立于患者后侧，将拇指顶住位移的棘突对侧，另一手臂在患者胸前绕于患者对侧肩部，肘部固定另一肩部，令患者放松做前屈后仰动作，扶肩的手同时旋转其肩部以带动胸椎，做与棘突偏歪反方向的旋转动作，同时用力的拇指瞬间发力向对侧挤压，可听到一响声，复位成功，症状消失或明显减轻。

（2）挤压复位法：患者俯卧位，医者一般立于患者左侧，用掌根压于棘突病变部，另一手叠压其上，等患者深呼吸的呼气之末，沿棘突方向朝前下方瞬间巧妙弹压之，可有患椎向前滑动之感觉，复位成功。此法适用于椎体角变位者（整体失衡性位移）。

（3）攀颈顶背复位法：患者端坐位，医者立于患者背后，同时将双手从患者双腋下交叉于患者颈后，双手扣紧，同时令患者稍似前屈状，医者以右足蹬在小方凳后缘，右膝顶住侧偏之棘突，待患者呼气之末，医者右膝朝患椎斜前方瞬间推顶，可听到复位声，复位完毕。

（4）牵引推压复位法：患者俯卧位，双手握住床头。医者双手紧握患者双踝上方，渐渐牵引，使患者背部肌肉放松，再用拇指向偏歪对侧推顶；或立于治疗床上，用一宽布带系于患者双腋下，然后将患者轻轻提起，使自身下垂，稍倾，用双手拇指按压患椎棘突，手法同以上几种复位法。

3. 对症手法　在采取以上四种手法复位后，令患者安卧于治疗床上，医者对其肩部至腰骶部行整复手法，对背部肌肉行推、拿、拍、打、按、揉、捏、搓等手法，以达到散结通络、活血化瘀、剥离粘连、解除痉挛的目的，从根本上将其治愈。

采取以上复位手法的同时还要对颈椎、腰椎、骨盆整体情况进行调衡治疗。

（二）其他

中药治疗：气虚夹郁，方以逍遥丸加减；脾虚湿阻，方以升阳益胃汤加减；心肺气虚，方以补肺汤加减；肝肾亏虚，偏阴虚者用左归丸合生脉散，偏阳虚者用右归饮合桂枝甘草汤，阴阳俱虚者用归肾丸合二仙汤；肝气虚损，方以补肝汤加减。

【验案】

张某，男，43岁，2012年1月初诊。

身体极度疲劳、肌肉酸痛、头痛1年余，时伴微热、咽痛、淋巴结肿大、心情烦躁、多梦，记忆力下降。舌淡胖，脉滑。近3个月上诉症状加重，自行买药服用，未见效果，遂来诊。检查：各项血液指标未见异常。X线片示颈曲变直。

诊断：慢性疲劳综合征。

治疗：予理筋手法，后对其肩部至腰骶部行整复手法，对背部肌肉行推、拿、拍、打、按、揉、捏、搓等手法，每两天1次，配合服用参苓白术散。

1次治疗后，身体酸痛症状缓解。10次治疗后，症状明显好转。嘱咐患者改善不良的生活、工作、作息习惯，适时运动、休息。

按语：慢性疲劳综合征可归属中医学"郁证""虚劳"的范畴。郁证、虚劳含义甚广，包括西医学多种精神、神经及慢性虚弱疾病。郁证多由七情（喜、怒、忧、思、悲、恐、惊）引起，病因多为气机郁滞。虚劳有五：肺劳损气，脾劳损食，心劳损神，肝劳损血，肾劳损精。心主神明，心劳损神即是长期紧张、忧思过度、阴阳失调、神气亏虚之证候，即中医常指的"神劳"。本病例治疗时先行理筋手法，疏通调理经络，缓解周身酸痛、乏力不适感，改善全身循环；继而采用整复手法，对其肩部至腰骶部不适节段椎体进行脊柱调衡；同时配合参苓白术散内服，症状逐渐改善。

脊源性亚健康

【概述】

脊源性亚健康主要是由于脊柱的内外平衡失调，脊柱小关节紊乱刺激相应的神经、血管、滑膜等而引起躯体内外不舒适、功能紊乱的一组症候群。脊柱形态结构与功能的统一协调性决定了脊柱的四维平行线与中轴重心力线对脊柱的稳定性。在外，四维平行线中以肌肉韧带为动力；在内，以脊柱为支撑。脊柱的不平衡除了外来暴力及本身骨病外，最常见的是慢性劳损，这均是由于肌肉韧带损伤致四维平行应力不均而继发的。

1. 触摸棘突　患者坐位，弯腰低头，使脊柱后凸。医者用拇指面沿棘突自上而下逐节触摸，要细心体会棘突是否在一条直线上。棘突偏歪可能为一种病理现象，也可能是生理现象，要结合压痛及其他特征、症状辨别。若棘突有病理性压痛，并与其他的特征、症状一致，确属病理现象时，就可用相应的脊柱扳法或旋转复位法加以整复。

2. 触摸痛点　根据患人主诉，医者循着相应经筋探查至脊旁夹脊穴、背俞穴和在经筋结点相应的部位寻找痛性敏感点，可用拇指或中指端触摸，稍用力做上下左右的滑动，痛觉特别敏感的地方即是压痛点，并探明它的形态，以便在压痛点上运用相应的手法如分筋、理筋法等，使压痛消除，疼痛减轻或消失，其余症状往往也可减轻或消失。一般压痛点即是治疗点。

3. 触摸筋肉　医者用指腹触摸是否有肌张力增高或挛缩，是否有硬结或条索状变性等，以便采用相宜的理筋手法。

【证治经验】

（一）手法治疗

1. 理筋手法　理筋疏（舒）筋推拿法是治疗、调理脊

113

源性亚健康的首要手法，其适宜于脊源性亚健康的治疗、调理全过程。在具体应用时，医者应根据脊源性亚健康的病位和症候采用不同的手法。依照手法轻重和治疗目的，大致可分成两类，一是一般性理筋舒筋法，二是弹拨松解疏筋法。一般性理筋舒筋法能有效解除患者大脑疲劳所致的全身肌紧张，减轻患部局部及累及组织的内压，初步缓解疼痛不适，可使患者进一步接受弹拨松解理筋手法的实施。常用按摩手法应轻柔，适宜放松。在脊背部可运用的推拿按摩手法很多，其中较适用的 12 种为揉法、拿法、弹法、点法、滚法、捏法、按法、推法、叩法、拍法、摩法、分抹法，有较强刺激的手法为分筋手法、理筋手法、镇定手法。医者可根据治疗的不同需要，选择配合、交替使用。操作上述手法时，医者应根据患者的病损部位不同，嘱患者取坐位或俯卧位，先分别用拇指、掌根对横突间结节、条索状物及紧张肌肉做分理揉按，以局部肌紧张放松为度，之后再行弹拨松解法，这组手法可以分离脊旁及其牵涉经筋的痹阻粘连，亦可缓解因经筋损伤而出现保护性痉挛的筋肉组织。

2. 调理手法　对外伤等导致的关节错缝位移者，或由于经筋劳损而出现痉挛导致关节倾斜或错位者，用牵引、扳正等手法以复位。在治疗调理脊源性亚健康的整脊手法中，应视患者病损的脊柱节段的不同，颈椎一般采用颈椎（定点）双向旋转复位法配合颈椎（定点）双向旋转拔伸顶推复位法的"1＋1 术式"，有时酌情加用颈椎悬吊法；上段胸椎一般采用胸椎掌根按压复位法配合胸椎拔伸顶推法；

中下段胸椎和腰椎可以先用坐位胸腰椎旋转复位法后配合双斜扳和垫按胸腰椎复位法，或单用双斜扳和垫按胸腰椎复位法整复。操作中以闻及（咔嗒）响声或指下有滑动感为复位成功的标志。

3. 对症手法　脊曲决定了椎间孔及椎管的形态，也决定了脊神经及脊髓的位置。脊柱劳损时，几乎所有的病理改变都是由于椎间关节改变后脊柱的平行四维平衡关系被打破导致脊曲改变而引起的。所以，在理筋正骨的基础上，再采用弹拨、四指禅揉按、点穴等法，最为常用的是经筋弹拨推拿手法，疏通、舒展经筋，以调曲调衡，使其平行四维的结构恢复平衡，以恢复脊柱内外的力学平衡关系。经筋弹拨推拿手法：分别用拇指、掌根对棘突旁痛点上下及横突间紧张的筋肉进行分筋理筋、弹拨、点按，力量由轻到重，以患者有酸胀感为度，由浅层到深层逐层松解、理顺，再用掌或掌根行揉、按、压等手法调理整个脊背的肌肉、筋膜。

（二）其他

脊源性亚健康的中药调理亦遵循中医整体观念、辨证施治的学术思想，在八纲（阴阳、虚实、表里、寒热）、气血、脏腑、六经辨证的基础上，选方用药，内外兼调。急性损伤的治疗以补肝肾、益气血、强壮筋骨、软化硬结为主，慢性损伤的治疗以活血化瘀、温经散寒、舒筋通络、通利关节为主。

【验案】

叶某，男，29岁，2012年5月初诊。

115

腰部疼痛 7 个月，左膝疼痛 3 月余。检查：腰部肌肉紧张，压痛点广泛。X 线未见明显异常。

诊断：脊源性亚健康。

治疗：予理筋手法，后行腰部调理手法，用双斜扳和垫按胸腰椎复位法整复，每两天 1 次。

1 次治疗后，腰部疼痛减轻。5 次治疗后，症状消失，痊愈。嘱咐患者进行康复锻炼。

按语：中医认为慢性损伤伤久不愈必有风寒湿侵袭，或有瘀血。从西医角度来看，慢性软组织损伤的病理多为组织结构的微细变化和慢性无菌性炎症反应等原因所引起，因而使筋骨无力，肌肉松弛，组织肿胀，功能障碍，并且常并发痹病，或者会受到外界风寒湿等因素的影响。所以，这类患者的手法治疗应以活血化瘀、温经散寒、舒筋通络、通利关节为主。本病例在治疗时先行理筋、调理手法，缓解脊源性的相关疼痛不适，再采用双斜扳和垫按胸腰椎复位法进行脊柱调衡，改善脊源性亚健康状态。脊柱的形态结构决定了功能，而功能的发挥也影响着形态结构。所以，在理筋正脊调曲调衡后，为了维持脊柱正常的运动功能，有必要做规范的康复锻炼运动（包括协助治疗的练功）。脊曲的病理改变往往不是短期形成的，故临床上有适应性（代偿性）的脊曲改变，也有导致主要症状、体征的改变，这需要鉴别清楚，以恢复导致主要症状、体征的脊曲改变为主要目标，采用犀牛望月法锻炼颈曲、胸腰椎悬吊法锻炼胸曲、飞燕法锻炼腰曲等，更好地预防疾病的复发。

附：韦贵康教授脊源性亚健康分型与手法套路

（一）忧郁型

精神不振或精神紧张，纳闷，头痛昏沉，失眠，心慌，心烦易怒，睡眠不足或嗜睡，多梦，夜惊，睡中易醒，萎靡，懒散，记忆力减退，与外界沟通能力下降，同事关系不协调，心态失衡，做事无度。理化检查未见明显异常。

治疗：①韦氏脊柱调理手法（重点头、颈、背部手法加循经理顺、传导、弹拨手法，40 分钟）。②中药泡浴（30 分钟）。③足部反射疗法（30 分钟）。④耳穴贴压：王不留行子贴压神门、心、交感、肝、脾。

（二）疲劳型

1. 全身疲劳　全身无力，怠倦，少气懒言，头晕耳鸣，腰酸腿软，行走气喘，心慌，心悸，食欲减退，活动容易出汗，夜尿次数多且清长，天气变化容易感冒，工作效率低。

治疗：①韦氏脊柱调理手法（重点头、颈、背、四肢手法加鸣天鼓、反射手法，40 分钟）。②中药泡浴（30 分钟）。③足部反射疗法（30 分钟）。④经络穴位罐法：背部排罐用闪火法沿患者脊柱两侧从颈椎到骶椎密排群拔，取穴大椎、肺俞、心俞、膈俞、脾俞、肾俞，留罐 15 分钟，隔日 1 次。

2. 局部疲劳

（1）脑疲劳：脑空虚感，眩晕眼花，注意力不集中，健忘，看书、看电视时头晕想吐，耳出风感。理化检查未

韦贵康

见明显异常。

治疗：①韦氏脊柱调理手法（重点头、颈部手法加鸣天鼓、疏理、温扶手法，40分钟）。②中药泡浴（30分钟）。③足部反射疗法（30分钟）。④拔罐疗法：取穴太阳、心俞、肺俞、大椎、足三里。

（2）心疲劳：心空虚感，胸闷胸痛，心慌心跳，脉搏过快或过慢，快走或上下坡时心悸气喘。理化检查未见明显异常。

治疗：①韦氏脊柱调理手法（重点颈、背、胸部手法加轻弹捶、捏拿心经，40分钟）。②中药泡浴（30分钟）。③足部反射疗法（30分钟）。④拔罐疗法：第一组为背部督脉、膀胱经第1侧线，第二组为华佗夹脊穴、膀胱经第2侧线。

（3）肢体疲劳：四肢疲惫，周身不适，活动迟缓，有时可出现类似感冒的症状，如肌痛、颈项僵硬酸痛等，行走与活动容易疲劳，或下肢轻度瘀肿。理化检查未见明显异常。

治疗：①韦氏脊柱调理手法（重点背、肩、上肢、腰、臀、下肢手法加提肢法、反推法，40分钟）。②中药泡浴（30分钟）。③足部反射疗法（30分钟）。④走罐疗法：从大椎至腰阳关穴，沿督脉及两侧膀胱经涂活络油，缓慢走罐，反复5遍以上，以背部皮肤发热为度。

（三）消化不良型

食欲减退，对各种食品均缺乏食欲，尤以油腻为著。无饥饿感，有时可能出现偏食，食后消化不良，腹胀。大便形状多有改变，便秘或溏烂，大便次数减少或增多。理化检查未见明显异常。

治疗：①韦氏脊柱调理手法（重点背、腰部手法加腹部 S 形法、背胃区叩击法，40 分钟）。②中药泡浴（30 分钟）。③足部反射疗法（30 分钟）。④火罐疗法：取穴肝俞、胆俞、脾俞、胃俞、华佗夹脊穴。⑤耳穴贴压：取穴肝、脾、肾、交感、神门、皮质下、天枢。

（四）内分泌失调型

精神、体重或嗜好出现异常，对外界刺激反应过度或迟钝，血糖波动，多偏胖或偏瘦，小便不畅甚至出现尿频、尿急，易自汗或盗汗。较重者在容器中排尿容易起泡沫，且泡沫停留时间长久。妇女可出现月经紊乱或闭经。理化检查未见明显异常。

治疗：①韦氏脊柱调理手法（重点整体躯干、腹部、四肢手法加胸椎叩击、调衡手法，40 分钟）。②中药泡浴（30 分钟）。③足部反射疗法（30 分钟）。④走罐疗法：依次循膀胱经、华佗夹脊穴及督脉往返推移。⑤耳穴贴压：取穴内分泌、肝、肾、脾、皮质下、神门、内生殖器、交感。

（五）慢性疼痛型

颈、肩、背、腰、腿慢性酸痛，夜间痛影响入眠，白天痛影响生活与工作，活动后痛减或痛增，与天气变化略有关系，常有劳损史。理化检查未见明显异常。

治疗：①韦氏脊柱调理手法（重点脊旁与肢体痛域松解舒顺手法加手足反应区镇定法，40 分钟）。②中药泡浴（30 分钟）。③足部反射疗法（30 分钟）。④经络穴位罐法：

韦贵康

拔罐取穴阿是穴、大椎、肩井、肩髃、大肠俞、膀胱俞、秩边、环跳、承扶、承山，走罐取穴背部膀胱经、华佗夹脊穴、督脉。

（六）性功能障碍型

性功能减退，性冷淡，功能性不育症，常伴头晕耳鸣、腰酸腿软、失眠多梦、身疲力倦，情绪异常，步态迟缓。理化检查未见明显异常。

治疗：①韦氏脊柱调理手法（重点头、背、腰、骶、臀部手法加梨状肌松解、劳宫与涌泉交合法，40分钟）。②中药泡浴（30分钟）。③足部反射疗法（30分钟）。④拔罐疗法：取穴任脉、足太阴经及相应背俞穴。

筋伤杂病

上　肢

肩关节周围炎

【概述】

肩周炎，全称肩关节周围炎，又称漏肩风、冻结肩，因好发于50岁左右的女性，故又称50肩。本病的发生是由于内分泌紊乱、外伤、慢性劳损、外感风寒湿邪及肩周组织的退行性改变使肩周软组织发生慢性无菌性炎症，进而关节滑膜萎缩、粗糙，滑液分泌减少，引起软组织广泛性粘连，限制肩关节的活动。中医认为本病是由年老体弱、正气虚衰、气血不荣、经脉失养、复感风寒湿邪所致。患者一般有以下特点。

1. 多为 40 岁以上的中年患者（女性为多），其特征是肩部疼痛和肩关节活动障碍。

2. 肩周炎初期疼痛呈阵发性，常因天气变化或劳累后诱发，尔后逐渐发展至肩部广泛性疼痛，甚至刀割样痛，昼轻夜重，并放射至前臂、肘、颈、背部。

3. 粘连期主要表现为肩关节功能障碍，以外展、外旋、后伸最明显，并逐渐加重，不能穿衣梳头，严重影响日常生活，后期可见肩部肌肉萎缩。

4. 肩部 X 线检查多属阴性，对诊断一般无直接意义，但可以排除骨与关节的疾病。

5. 其他检查：MRI 可以更加清晰地显示软组织的改变。

【证治经验】

（一）手法治疗

急性期宜舒筋活血，通络止痛；粘连期宜解除粘连，滑利关节。

1. 理筋手法　医者在患者肩部（包括肩上、肩前、肩后及肩外等部位）行拿法，并配合掌、指揉法，使肩关节周围的肌肉充分放松，以便进一步缓解疼痛，松解粘连。若有压痛点者，在压痛部重点操作；若有疼痛波及周围部位者，操作范围应适当扩大。

2. **调理手法**　患者坐位，医者站于患肩后外侧，一手在肩关节周围做深部按摩，另一手握持患者患侧的腕关节做肩关节内收、外展、旋转、高举等活动，被动拉伸关节，以扩大活动度为主，反复操作数次，注意无痛或微痛原则。

3. **对症手法**

（1）穴位点按：患者坐位，医者用拇指指端按压患肢缺盆、肩髃、肩井、肩贞、肩内陵、天宗、曲池、合谷等穴各1分钟，以有酸胀感为度。每穴点按后可在局部轻揉以缓解不适感。

（2）摇按拔伸第一法：患者坐位，医者站于患者后外方，一手拿住伤肩，拇指在后，其余四指在前，中指压在肱骨结节间沟，另一手握住腕关节上方，在拔伸牵引下做肩关节摇法（患者可以忍受的最大幅度）6~7次，在保持牵引力的同时，拿肩之手垫于腋下，拇指竖起，贴于痛处，向健侧用力撑之，两手同时用力相对拔伸，在保持牵引力的同时，使伤肢下垂并屈肘内收，使手尽量触及健肩，再向上拔伸，此时垫于腋下之手拿出，用拇指在痛处按揉。本法可重复两次。

（3）摇按拔伸第二法：患者坐位，医者站于伤肩后侧，一手拿住腕关节上方，另一手用大鱼际压住肩髃穴处，在拔伸牵引下做摇法6~7次，在保持牵引力的同时，拿肩之手垫于腋下，使伤肢下垂并屈肘内收，使手尽量触及健肩。此时，拿腕之手前臂托住患肢肘关节尺侧做梳头状，当绕至头顶时，使患侧之手尽量触及其对侧耳尖部3~5次，再

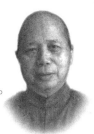

将伤肢向斜前上拔伸，同时拿肩之手大鱼际在患处推按。本法可重复两次。

（4）摇肩后伸法：患者坐位，医者站于患肩后外侧，先做摇法，后将伤肢下垂，拿腕之手前臂抵住患肢肘关节做患肩后伸动作，并使患肢肘关节屈曲，背于体后，再上提腕关节。本法可重复两次。

（5）内收牵拉法：患者坐位，医者站于患者后面，令患者前屈，并内收肩关节，此时医者一手（如患肩为左侧，医者用右手）拿住患肢腕关节上方，一手抵住健肩后侧，双手同时用力推拉 2 ~ 3 次，以改善内收。

（6）托肘外旋法：患者坐位，医者站于患者之前，一手握住腕关节上方，另一手握住屈曲的肘关节，轻柔、快速地做外旋 1 ~ 2 次。

（7）牵抖上提法：患者坐位，医者站于患肩外侧，双手握住患肢腕关节上方，轻摇患肩 3 ~ 5 次，双手同时用力上提牵抖患肢，用力要轻柔、快速。

注意事项：①本治疗方法需要在患者可以忍受的情况下进行。②在对症手法 2 ~ 7 法过程中，每两法之间应加入轻揉、轻按之法，以缓解疼痛及不适。

（二）其他

可配合中药外敷、针灸，并注重功能锻炼。

【验案】

李某，女，48 岁，大学老师，2011 年 4 月 10 日初诊。肩关节疼痛 1 年，加重两天。患者长时间持续伏案工作，半年前夜间受凉后初感到左肩酸重、疼痛不适，继见左侧后颈部疼痛难忍，牵涉及左侧头痛，左肩关节活动受限，不能外展、外旋、后伸，影响日常工作，在南宁市多家医院门诊予推拿按摩、针灸治疗并服用布洛芬缓释胶囊（芬必得）等止痛药，疗效均不佳，遂来诊。检查：患者左侧肩部轻微肿胀、活动受限，肩前后方、肩峰下有压痛，以肱二头肌长头腱部压痛明显。X 线未见明显异常。

诊断：肩关节周围炎。

治疗：采用活筋松解法，局部给予放松调理及点穴法，每两天 1 次。同时配合按摩手法进行治疗。

1 次治疗后，患者诉肩部及颈部疼痛稍有缓解，疼痛范围有所减小，肩关节活动度有所增大。两次治疗后，患者诉肩部及颈部疼痛大为减轻，活动范围明显加大。两周后，患者诉肩部及颈部疼痛基本消失，肩关节活动度基本恢复正常。随访半年，未见复发。

按语：肩周炎系年老体弱、气血运行不畅、风寒湿邪乘虚侵袭肩部，加之长时间过度劳累所致，属慢性退行性变。患者为大学教师，48 岁，由于职业需要常伏案作业，致肩关节长期慢性劳损，再加上年岁偏大，气血运行不畅，受凉后发病。因此，在对患者的治疗过程中，先予以活筋松解法纠正其偏离、高隆、扭结的肌腱，使其回到正常解剖位置，以恢复其正常生理功能，再通过柔和温补的按摩手法疏通经络，改善血液循环，使气血运行得畅，通则不痛，最终达到治愈的目的。在治疗的同时，嘱咐患者注意休息、调畅饮食、舒畅情志、不妄作劳，以抵御外邪侵袭。

注意日常的生活习惯，多休息，并经常进行一些功能锻炼，如手指爬墙，对防治肩周炎有一定的益处。

肩峰下滑囊炎

【概述】

肩峰下滑囊炎是由于损伤或长期受挤压、摩擦等机械性刺激，使滑囊壁发生充血、水肿、渗出、增生、肥厚、粘连等，以肩部疼痛、运动受限和局部压痛为主要表现的无菌炎症性疾病。该病常继发于冈上肌肌腱炎或冈上肌断裂，这是引起本病最常见的原因，由于解剖上的因素加上肌腱的退变或长期从事体力劳动而致磨损，导致炎症的产生，或部分断裂而刺激滑囊发病。反之，肩峰下滑囊有病变时也隐藏着冈上肌肌腱的病变（邻近组织病变而继发）。另外，肩部遭受明显外力撞击或肩部外展部位遭受间接暴力也是导致该病发生的两大因素。患者多有以下特点。

1. 常有肩部急慢性损伤和劳损史，或继发于冈上肌肌腱炎等。

2. 肩外侧、肩上部疼痛，而肩外侧疼痛大多可表现在三角肌前部。急性期，肩关节前部肿胀明显，疼痛亦剧烈，可向颈部与上臂部放射。

3. 患肩外展、外旋时疼痛加重，并出现运动障碍。对压力敏感，故患者怕压，不能患侧卧。

4. 肩峰下有压痛，如滑囊肿胀则整个肩部均有压痛。

5. 晚期可见肩带肌萎缩，先后出现顺序依次为冈上肌、

韦贵康

冈下肌、三角肌。

6. X 线检查有时可见冈上肌钙盐沉积。

【证治经验】

（一）手法治疗

急性期消瘀止痛，慢性期活血化瘀、滑利关节。

1. 急性期

（1）理筋手法：患者坐位，医者采用加入介质后的擦法轻柔地在患肩处进行充分放松。

（2）调理手法：患者坐位，医者分别采用指揉法及一指禅推法对患肩处特别是肩峰下有压痛的部位进行重点治疗，手法要轻柔。

（3）对症手法：采用手指穴位点按，患者坐位，医者用拇指指端按压患侧肩井、肩髎、肩内陵、曲池、合谷等穴各 1 分钟，以有酸胀感为度。每穴点按后可在局部轻揉以缓解不适感。

2. 慢性期

（1）理筋手法：患者坐位，医者采用加入介质后的擦法轻柔地在患肩处进行充分放松。

（2）调理手法：患者坐位，医者分别采用指揉法及一指禅推法对患肩处特别是肩峰下有压痛的部位进行重点治疗，手法宜深透。

（3）对症手法：①手指穴位点按：患者坐位，医者用拇指指端按压患侧肩井、肩髎、肩内陵、曲池、合谷等穴各 1 分钟，以有酸胀感为度。每穴点按后可在局部轻揉以缓

解不适感。②摇按拔伸第二法：患者坐位，医者站于伤肩
后侧，一手拿住腕关节上方，另一手用大鱼际压住肩髃穴
处，在拔伸牵引下做摇法 6 ~ 7 次，在保持牵引力的同时，
拿肩之手垫于腋下，使伤肢下垂并屈肘内收，使手尽量触
及健肩。此时，拿腕之手前臂托住患肢肘关节尺侧做梳头
状，当绕至头顶时使患侧之手尽量触及其对侧耳尖部 3 ~ 5
次，再将伤肢向斜前上拔伸，同时拿肩之手大鱼际在患处
推按。本法可重复两次。

【验案】

冯某，女，49 岁，2010 年 2 月 12 日初诊。

肩关节疼痛半年，加重 4 天。患者长时间持续伏案工
作，半年前无明显诱因出现右侧肩部疼痛不适，右肩关节
轻度活动障碍。未经系统治疗，一直未愈。4 天前，患者肩
部疼痛加重，疼痛连及右侧颈部，肩部活动严重受限，不
能抬起重物，遂来诊。检查：患者右侧肩关节外展、外旋
活动受限，肩峰下有压痛，肩关节周围轻度肿胀。X 线检查
见冈上肌钙盐沉积。

诊断：肩峰下滑囊炎。

治疗：予对症手法，采用加入介质后的擦法对患肩局
部给予放松调理及点穴法，每两天 1 次，同时配合一指禅推
法进行分筋理筋治疗。

1 次治疗后，患者诉肩部及颈部疼痛稍有缓解，疼痛范
围有所减小，肩关节活动度好转。两次治疗后，患者诉肩
部及颈部疼痛大为减轻，活动范围明显加大。两周后，患

韦贵康

127

者诉肩部及颈部疼痛基本消失，肩关节活动度基本恢复正常。随访半年，未见复发。嘱患者注意休息与调理，补肝肾，调筋骨，抵御外邪侵袭，适当进行一些体育活动，加强抗病御病能力。

按语：本病例是由于患者长期伏案工作，过度劳累，致使肩峰下滑囊发生充血、水肿、增生、肥厚等一系列退行性改变所导致的。采用对症手法消除疼痛，恢复关节活动度，并进行分筋理筋治疗，症状逐渐消失。

冈上肌肌腱炎

【概述】

冈上肌肌腱炎，又称冈上肌综合征、外展综合征，是指劳损、轻微外伤或受寒后逐渐引起的冈上肌肌腱退行性改变，属无菌性炎症，以疼痛、功能障碍为主要临床表现。单纯冈上肌肌腱炎发病缓慢，肩部外侧渐进性疼痛。冈上肌肌腱炎属中医"痹病"范畴，主要为感受风寒湿邪、劳损、外伤等引起气血凝滞，脉络痹阻，不通则痛。患者一般有以下特点。

1. 好发于中青年及以上体力劳动者、家庭主妇、运动员，一般起病缓慢，常因轻微的外伤史或受凉史、单一姿势工作、劳动而诱发。

2. 急性期或慢性肩痛急性发作者，肩部有剧烈的疼痛，肩部活动、用力、受寒时加重。疼痛部位一般在肩外侧、大结节处，并可放射到三角肌止点或手指处。

3. 肩关节活动受限及压痛明显。当肩关节外展至 60°～ 120°时，可引起明显疼痛而致活动受限，发展至急性期可在大结节处有明显压痛。

4. X 线检查：偶见冈上肌肌腱钙化，骨质疏松，为组织变性后的一种晚期变化。

【证治经验】

（一）手法治疗

1. 理筋手法　患者坐位，医者采用掌揉法、搓法在患肩处进行充分放松。

2. 调理手法　医者用一指禅推法、指揉法在肩部进行操作。操作时以肩外上部为重点，但治疗应包括至三角肌止点附近，一般不越过肱骨三角肌粗隆，以防损伤桡神经，但后背冈上肌走行部都应给予治疗。

3. 对症手法

（1）手指穴位点按：患者坐位，医者用拇指指端点按患肢肩髃、臂臑、肩井穴各 1 分钟，以有酸胀感为度。每穴点按后可在局部轻揉以缓解不适感。

（2）摇按拔伸法：患者坐位，医者站于伤肩后侧，一手拿住腕关节上方，另一手用大鱼际压住肩髃穴，在拔伸牵引下做摇法 6～7 次，在保持牵引力的同时，拿肩之手垫于腋下，使伤肢下垂并屈肘内收，使手尽量触及健肩，此时拿腕之手前臂托住患肢肘关节尺侧，使伤臂绕过头顶置于颈后，再将伤肢向斜前上方拔直，同时拿肩之手的大鱼际在患处向下推按。本法可重复操作两次。

【验案】

徐某，男，38岁，体育老师，2011年3月6日初诊。

肩关节疼痛两月余，加重3天。患者由于从事多年体育教学工作，加之前几日偶遇风寒导致右侧肩部疼痛不适，右上肢抬举受限，遂来诊。检查：患者右侧肩关节外侧、大结节处有压痛，并可放射到三角肌止点、手指处。肩关节活动轻度受限，臂外展试验（＋）。X线检查见冈上肌肌腱轻度钙化。

诊断：冈上肌肌腱炎。

治疗：采用掌揉法、搓法对患肩局部给予放松调理，并行点穴法，每两天1次。同时配合摇按拔伸法进行分筋理筋治疗，改善患肩的活动度。

1次治疗后，患者诉肩部疼痛稍有缓解，放射痛症状基本消失，肩关节外展活动较之前好转。两次治疗后，患者诉肩部疼痛大为减轻，肩关节外展活动明显好转。1周后，患者诉肩部疼痛基本消失，肩关节外展活动基本恢复正常。随访半年，未见复发。

按语：冈上肌肌腱炎是肩周软组织损伤的一类病证，一般认为属肩周炎范畴。如从中医学角度看待此病，运用辨证论治的治疗理念也能获得较好、较快的疗效。按照以往对肩周炎病因的分类，本病属于外伤致病，重点治疗冈上肌肌腱炎，是比较确切的，也是行之有效的。患者为大学体育老师，职业需要使其肩关节慢性劳损，后突感风寒而致冈上肌炎症，故在诊治过程中先运用对症手法、掌揉法、搓法以消炎止痛，后对肩关节进行牵引拔伸以改善其活动度，使粘连松解。在对本病的治疗中，首先要明确诊断，其次要辨明是急性、亚急性还是慢性，处理方法一定要按照临床所显现的具体症状，酌情、正确运用手法，选配穴位，这样才能达到治病目的。

肱二头肌肌腱损伤

【概述】

肱二头肌肌腱损伤是以喙突部疼痛、压痛、肿胀、活动（高举、外展、外旋、后伸）障碍为主症的一种常见病，属中医学"肩部伤筋"的范畴。肱二头肌短头起于肩胛骨喙突尖，起始为一圆形腱，行经肩肱关节囊之内，随后穿出，与长头腱一样，亦形成一膨大的肌腹，在上臂下 1/3 彼此融合，并止于桡骨粗隆后部。据统计，肱二头肌短头腱损伤占肩部损伤的 74%，远高于其他软组织损伤，其原因为短头无腱鞘保护，也无结节间沟保护。尸解时，将肱二头肌长短头从起点处切断后，肩外展 90°，短头被拉开 2cm，后伸 40°，此时长头无明显改变，说明在某些肩部运动中短头损伤的机会多。肩关节外展和后伸时（屈肘位），肱二头肌短头处于紧张状态，与大小结节摩擦、滚滑而损伤，可表现为充血或水肿。患者一般有以下特点。

1. 有肘关节屈曲位、肩关节过度外展或后伸的损伤史。

2. 疼痛位置较肱二头肌长头腱腱鞘炎的疼痛位置靠近肩内侧，以喙突外最明显，其肿胀也表现于此。

3. 肩外展、后伸活动受限，肘关节屈曲位时表现更为明显。

4. 肱二头肌抗阻力试验阳性，其阳性反应点在肩胛骨喙突处。

【证治经验】

（一）手法治疗

舒筋活血，治疗部位重点放在肩胛骨喙突部。

1. 理筋手法　医者采用一指禅推法或拇指揉法，以肩前部为主操作约 5 分钟，使肩关节周围肌肉充分放松。若存在向三角肌部放射者，治疗范围可相应扩大。

2. 调理手法　患者坐位，医者站在患者后外方，用一手拿住伤肩，拇指在肩后，其余四指在肩前，中指按住痛处，另一手握住腕关节上方，将伤肢拉平（拔伸牵引）做摇法 6 ~ 7 次，拿肩之手垫在伤肢腋下，拇指竖起，贴在痛处，向健侧用力撑之，两手同时用力相对拔伸；在保持牵引力的同时，使伤肢下垂并屈肘内收，使手触及健肩，再向上拔伸，拿伤者拇指在患处揉按。用上法摇肩后，将伤臂过伸，用手托肘部，另一手拇指在患部环旋按揉。肩部掌揉法操作 1 分钟（双手对称），搓法结束。

3. 对症手法　手指穴位点按：患者坐位，医者用拇指指端点按肩井、肩内陵、阿是穴各 1 分钟，以患者有酸胀感为度。每穴点按后可在局部轻揉以缓解不适感。

【验案】

刘某，男，42岁，工人，2012年1月11日初诊。

肩关节疼痛1月余，加重1天。患者1个月前由于负重致使肩关节疼痛，活动受限，加之近日偶遇风寒导致左侧肩部疼痛症状加重，左上肢外展、后伸活动受限，遂来诊。检查：患者左侧肩关节喙突外侧压痛、肿胀，肩关节外展、后伸活动受限，肱二头肌抗阻力试验（＋），无纵向叩击痛。

诊断：肱二头肌肌腱损伤。

治疗：采用一指禅推法、拇指揉法对患肩局部给予放松调理，并行点穴法，每两天1次。同时配合摇按拔伸法对患肩进行分筋理筋治疗，改善患肩的活动度，以缓解疼痛。

1次治疗后，患者诉肩部疼痛稍有缓解，关节活动仍受限。两次治疗后，患者诉肩部疼痛大为减轻，肩关节外展、后伸活动有所好转。两周后，患者诉肩部疼痛基本消失，肩关节外展活动基本恢复正常。随访半年，未见复发。嘱患者多休息，进行适当的体育锻炼。

按语：肌腱炎，俗称脉窝风，中医属于"劳损"的范畴，患者会感到关节有不同程度的疼痛、麻木、僵硬、肿胀等，通常关节晨僵的感觉在起床后最为明显，而症状并不会随着活动频繁而明显缓解。其疼痛被认为是由于气滞血瘀所导致的，"气伤痛，形伤肿"，外力伤及经络，导致经络受阻，气血运行失调，流通不畅，不通则痛。本验案中，患者职业为工人，需长期负重劳作，故在未发病前已

韦贵康

133

桂派名老中医·学术卷

有慢性劳损史，肌腱较正常肌腱易受损，后因负重导致肱二头肌肌腱损伤，故在治疗上先予对症手法、一指禅推法、拇指揉法配合穴位点按改善肩关节活动度，再行分筋理筋治疗，症状逐渐消失。同时要注意预防与调理，补肝肾，调筋骨，抵御外邪侵袭。

网球肘

【概述】

网球肘的医学名称为肱骨外上髁炎，亦称肱桡关节滑囊炎，因网球运动员较常见，故又称网球肘。肱骨外上髁为肱桡肌及前臂伸肌肌腱的附着部，由于长期劳累，引起前臂伸肌肌腱软组织牵扯、撕裂、扭伤、无菌性坏死或肱桡关节的滑膜囊炎症等。患者大多为中年人，且以右侧多见。网球肘属中医"伤筋""肘痛"的范畴，主要症状为酸胀不适、肘痛压痛、不能持重。症状严重者，肘如插刀，痛如锥刺，即便手指伸直、伸腕、持筷、旋臂等微小动作都会牵引痛处；持重不得，握锹、提壶、拧毛巾等动作均无法完成，且症状昼轻夜重，患者常因疼痛不能入睡。患者一般有以下特点。

1. 起病缓慢，没有急性损伤史。肘关节外侧疼痛，可向前臂外侧放射。握物无力，容易掉落。

2. 肘的活动正常，不红不肿。在肱骨外上髁到桡骨颈的范围内有一局限而敏感的压痛点。

3. 伸肌牵拉试验（Mills 试验）阳性。

134

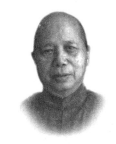

【证治经验】

（一）手法治疗

1. 理筋手法　患者坐位，医者用拇指指腹端按揉肘部压痛点及周围 3 分钟，使局部微热，血行流畅，然后一手握住患肢前臂使肘关节伸直，一手拇指指腹上下摩动，做 10 余次。

2. 调理手法　患者坐位，医者一手托住患肘内侧，一手握住患肢腕部，快速伸屈患肘数次，同时做旋前或旋后运动 10 次。

3. 对症手法

（1）点穴法：患者坐位，前臂置桌上，掌心向上，肘下垫一物，医者用拇指指腹端按揉曲池、天井、手三里、合谷穴各 1 分钟，同时向外推前臂伸肌群。

（2）拿法：患者坐位，医者用拇指与其余四指自上而下捏拿患肢内外侧肌肉，重点在肘关节外侧肌肉，每次操作 3 分钟。

【验案】

李某，男，42 岁，运动员，2012 年 2 月 1 日就诊。

右侧肘关节疼痛 3 月余，加重 3 天。患者多年从事体育运动，于 3 个月前的一次训练后感右侧肘关节疼痛，提热水瓶及拖地时加剧，握力减弱，东西容易掉落，一直未愈。近日患者右侧肘部疼痛症状加重，遂来诊。检查：患者右侧肘关节外侧疼痛并向前臂外侧放射，肘关节活动无明显受限，在肱骨外上髁到桡骨颈的范围内有 1 个局限而敏感的

韦贵康

压痛点，前臂伸肌牵拉试验（＋）。

诊断：肱骨外上髁炎。

治疗：采用指按揉法和拿法等放松调理肘关节，并行点穴法，每两天 1 次。同时配合肘部的功能锻炼对肘关节周围的疼痛及其伴随症状进行处理。

1 次治疗后，患者诉肘关节疼痛稍有缓解，放射痛症状基本消失。两次治疗后，患者诉肘关节疼痛大为减轻，右上肢握力逐渐恢复，能提热水壶行走两分钟。1 周后，患者诉肘关节疼痛基本消失，前臂伸肌牵拉试验（－），右上肢握力基本恢复正常。随访半年，未见复发。

按语：网球肘属中医"伤筋""肘痛"的范畴，主要症状为酸胀不适、肘痛压痛、不能持重。本验案中结合患者病史及体格检查不难诊断为肱骨外上髁炎，在治疗上运用指按揉法、拿法等配合穴位点按对前臂的伸肌群进行放松，再对患者肘部的压痛点及其局部软组织进行操作，消除痛点，舒经通络。患者在治疗期间应尽量休息，避免肘关节的负重及过度劳累。

腕关节损伤

【概述】

腕部结构复杂，关节多，骨块多，韧带多，有丰富的血管、肌腱、神经。由于手腕活动度大，常用力，所以损伤的机会也较大。腕部损伤大多由直接或间接暴力引起，亦有因腕关节长期反复操劳积累或超负荷过度劳累而引起。

临床上，腕关节的急性扭伤可见腕部肿胀疼痛，功能活动障碍，动辄加剧，局部压痛；慢性劳损者肿胀疼痛不明显，仅有乏力或不灵活感。患者一般有以下特点。

1. 多为直接或间接暴力所致，少数因过度劳累起病。

2. 肿胀疼痛，常感腕关节拒按，关节周围肿胀，挫伤者可见皮下瘀血斑。

3. 腕关节活动受限，不能进行正常的功能活动，如伸屈腕关节、提重物等。

4. 受直接或间接暴力撞击的腕关节损伤必须排除腕骨骨折或尺、桡骨下端骨折等。

5. 借助 X 线检查帮助排除腕部的骨折与脱位，如初诊未见明显骨折，两周后再复查 1 次，或予以 MRI 检查，以便排除隐而不显的骨损伤或三角软骨撕裂。

【证治经验】

（一）手法治疗

1. 理筋手法　患者坐位，放松腕部。医者一手将患肢手部牵引固定，另一手以掌擦患腕部两分钟，以透热为度。

2. 调理手法　患者坐位，医者用双手拇指按压患腕关节背侧，其余四指握住腕部进行拔伸牵引，在牵引下将腕部旋转摇动 4 次，纠正腕骨与下尺桡关节的关系紊乱。

3. 对症手法

（1）点穴法：患者坐位，医者用拇指指腹端按揉患侧上肢阳溪、阳池、合谷、腕骨、养老穴各 1 分钟，以有较强的酸胀感为度。

137

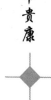

（2）揉法：患者坐位，医者立于患肢侧，一手固定患侧手臂，另一手置于腕关节周围，用拇指及其余四指以旋转式向前臂揉捏两分钟。

（二）其他

可配合针灸、药物外敷。

【验案】

陈某，男，20岁，学生，2008年10月初诊。

患者由于打球时跌倒，腕关节处于伸直位挫伤，当即感腕部疼痛、肿胀，活动轻度受限。检查：右侧腕关节处于伸直位，腕关节屈曲伸直功能明显受限。腕关节内侧软组织紧张，轻度肿胀，压痛（＋），上肢纵向叩击痛（－）。X线片未见骨折。

诊断：右腕关节损伤。

治疗：采用旋转复位法，用双手拇指按压患腕关节背侧，其余四指握住腕部进行拔伸牵引，在牵引下将腕部旋转摇动使之回位，并行穴位点按，每两天1次。

1次治疗后，当即腕关节伸直状态消失，腕关节活动仍有轻度受限，腕关节压痛（＋）。两次治疗后，腕关节活动功能基本恢复，腕关节周围软组织肿胀明显改善，仍有轻度压痛。3次治疗后，腕关节活动功能完全恢复，腕关节周围软组织肿胀及压痛消失。嘱患者注意预防与调理，避免腕关节过度活动及负重。

按语：本病例是由于运动时腕关节处于过度伸直位导致软组织挫伤所致。患者未见骨折征象，采用手法纠正、

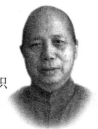

复位偏移的腕关节，并配合穴位点按使腕关节周围软组织松弛，症状逐渐消失，效果明显。

指间关节扭伤

【概述】

指间关节扭伤是手指伤筋中较为常见的一种损伤。手部的指间关节和拇指掌指关节两侧有侧副韧带加强稳定，但关节囊较松弛，皮下组织缺乏，关节较表浅。当手指处于伸直位时，如遇外力撞击，使手指向一方倒弯，则会引起一侧副韧带损伤，而副韧带与关节囊紧密相连，关节囊也必然受到撕裂，关节稳定性因此受到影响。临床可见指间关节肿胀、疼痛、功能障碍，一侧副韧带断裂，手指可偏向另一侧，若关节囊撕裂者，偏向更明显。患者多有以下特点。

1. 一般有外伤史，伤后迅速发生剧烈疼痛。

2. 患指迅速发生肿胀，由于手指皮下缺乏结缔组织，关节较为表浅，故损伤后肿胀不易消退。

3. 伸屈活动受限，一般呈半屈曲位，并偏向患侧。

4. 局部压痛明显，侧向活动疼痛加重。

5. X线排除指骨骨折等损伤。

【证治经验】

（一）手法治疗

手法能舒筋活血，治疗指间关节扭伤，如有脱位或撕脱骨折者，则应于固定后再以按摩手法治疗。

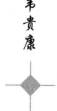

韦贵康

1. 理筋手法　患者坐位，医者用拇指指腹端按揉内关、外关、阿是穴及指间关节两侧，每处1分钟，手法宜轻柔缓和。

2. 调理手法　患者坐位，医者用拇指、食指指腹捻搓患指1分钟，再以一手握其腕部，一手食指、中指夹其患指拔伸牵引，然后反复伸屈关节。

3. 对症手法　关节囊或韧带撕裂者，可屈曲患指，固定2~3周后，再用按摩手法治疗。

（二）其他

可配合药物浸泡等疗法。

【验案】

吴某，男，28岁，自由职业，2009年8月初诊。

患者由于打架使掌指关节处于伸直位挫伤，当即感掌指关节疼痛、肿胀，掌指关节向外侧偏弯，关节活动严重受限。检查：右侧掌指关节向外侧偏弯，掌指关节屈曲伸直功能明显受限，轻度肿胀，压痛（+），纵向叩击痛（-）。X线片未见骨折。

诊断：右侧掌指关节扭伤。

治疗：在充分放松掌指关节周围软组织的情况下，通过反复拔伸牵引法使之复位，并配合穴位点按和一系列对症手法，每两天1次。嘱患者避免指间关节负重活动。

1次治疗后，掌指关节恢复正常解剖位置，掌指关节活动仍受限，掌指关节压痛（+）。两次治疗后，掌指关节活动功能有所改善，能进行一些简单的屈伸活动，掌指关节周围软组织肿胀明显改善，但仍有轻度压痛。3次治疗后，掌指关节活动功能已基本恢复，掌指关节周围软组织肿胀及压痛消失。随访半年，未见异常。

按语：本病例是由于外伤导致指间关节旁侧副韧带损伤而引起的。在明确诊断未见骨折征象的情况下，采用手法纠正、复位偏移的指间关节，使其回到正常的解剖位置，并配合穴位点按和一系列对症手法纠正掌指关节偏弯、缓解疼痛、消除肿胀，症状逐渐消失。

扳机指

【概述】

扳机指，又称手指屈肌腱鞘炎，主要表现为手指屈伸活动过程时，在掌指关节掌侧感觉酸胀、疼痛，严重者会出现弹响，甚至绞锁，症状以早晨起床时较重，午后部分症状有所减轻，遇寒或受冷刺激后常加重，多累及拇指、食指和中指。体检时发现屈肌腱滑车水平的压痛，局部肿胀，触摸时可扣及结节样硬块。本病多见于手工劳动者，如木匠、包装工、纺织工、财会人员、电脑操作员等，也常见于中老年妇女，尤其是更年期妇女，经常需要手工劳作、手指经常要用力抓东西者和经常接触冷水者容易得此病，另外，年轻人过于频繁使用手机打字、玩游戏也容易得此病。

【证治经验】

（一）手法治疗

1. 理筋手法　患者坐位，医者用拇指点按病变区域，

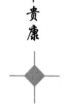

141

沿肌腱走行部位揉按，重点弹拨病变区域的肌腱，同时对腕管区和前臂屈肌腱起点区域进行点按，理顺筋经。

2. 调理手法　患者坐位，医者用拇指、食指指腹捻搓患指 1 分钟，再以一手握其腕部，一手食指、中指夹其患指拔伸牵引，然后反复伸屈关节。

3. 对症手法　揉搓患指及腕关节，放松及拉伸腕、肘关节。

（二）其他

可配合海桐皮汤浸泡外洗等疗法。

【验案】

邓某，女，35 岁。

左手食指屈伸疼痛，活动不便 3 个月。患者为社区工作者，以文字工作为主，近 3 个月来，逐渐出现左手食指活动不便，尤以清晨起床后明显。自用药酒外搽后无改善，且逐渐加重，出现绞锁现象，遂来诊。

诊断：手指屈肌腱鞘炎。

治疗：予以手法治疗，隔日 1 次，共治疗 15 次，辅以痛安汤加减口服，海桐皮汤外洗。

两个周后，患者疼痛基本消失，无绞锁现象，嘱患者平日自行按摩，避免手指的重复劳累动作。两个月后复诊，功能恢复正常。

按语：本病的发生多为慢性劳损，加上寒湿、局部组织炎症反应、腱鞘增生、卡压所致。本验案中患者为社区工作者，以文字工作为主，属于本病的高发人群，再结合

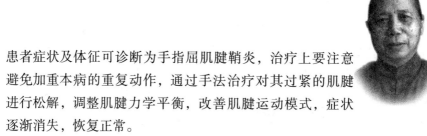

患者症状及体征可诊断为手指屈肌腱鞘炎，治疗上要注意避免加重本病的重复动作，通过手法治疗对其过紧的肌腱进行松解，调整肌腱力学平衡，改善肌腱运动模式，症状逐渐消失，恢复正常。

下　肢

髋关节扭伤

【概述】

髋关节扭伤是指髋关节姿势不正受到扭挫损伤，致使髋部周围的肌肉、韧带和关节囊发生撕裂、水肿而出现一系列症状的现象，中医统称为髋部伤筋。临床上可根据损伤的时间分为新鲜扭挫伤和髋陈伤。该病以青壮年较多见，青壮年多因摔跤或高处坠下时，髋关节在过度屈曲、伸直、内收或外展的姿势下扭挫，伤及肌肉、韧带，造成组织的撞击压迫、撕裂、断裂及局部水肿，产生瘀血阻滞，或有嵌顿现象，导致髋部肿痛及功能失调。患者一般有以下特点。

1. 多有外伤史或过度运动史，损伤后患侧髋部疼痛、肿胀、功能障碍，活动时加重，休息静止时疼痛减轻。

2. 患肢不敢着地负重行走，呈保护性姿势，如跛行、拖拉步态、骨盆倾斜等。

3. 患侧腹股沟处有明显压痛，在股骨大转子后方亦有压痛，髋关节各方向被动活动时疼痛加重。

143

4. 偶有患肢外观变长，托马斯征可出现阳性。

5. X 线检查多无异常表现。

【证治经验】

（一）手法治疗

1. 理筋手法　医者于髋关节周围做理筋手法，擦、散即可。

2. 调理手法　患者俯卧位，医者于患髋后、外侧行滚法、按法、掌揉法使肌肉放松。之后患者仰卧位，医者于腹股沟处施以指揉法、掌揉法、捋顺法以缓解疼痛。

3. 对症手法　根据患肢长短情况选用手法。

（1）患肢假性长于健侧者，可选用屈曲复位法和屈髋指顶法。屈曲复位法：患者仰卧位，双下肢伸直。医生立于患侧，一手虎口按扶髋部前方，另一手握其踝上部，握踝之手顺患肢方向向下轻牵，在保持牵引的情况下，将患肢向内环摇数次，随即将患肢在内旋内收的同时向上屈膝屈髋，扶髋之手改置于膝部，用力向下按压，使之尽量屈曲，然后把患肢放直，反复两次，与健肢比较，如两腿等长即可。屈髋指顶法：患者仰卧位，双下肢伸直。医生立于患侧，一手虎口按扶髋部前方，另一手握其踝上部，握踝之手顺患肢方向向下轻牵，在保持牵引的情况下，将患肢向内环摇数次，再将患肢尽量屈曲，扶髋之手放置膝部，用力下按，使膝紧靠于胸，足跟接近臀部，然后将患肢内旋，嘱其侧身向健侧（患肢在上），同时扶膝之手以拇指顶推坐骨结节，再将患肢缓缓伸直，假性变长之腿即可恢复正常。

（2）患肢假性短于健侧者，可选择外旋牵拉法。患者仰卧位，双下肢伸直。医生立于患侧，一手虎口按扶髋部前方，另一手握其踝，握踝之手顺患肢方向向下牵拉，在保持牵引的情况下，将患肢环摇数次，然后向远端牵拉，再迅速屈膝屈髋，扶髋之手改置膝部，用力下压，然后使髋关节在屈曲位做外展外旋 2~3 次，在髋关节外展外旋情况下突然用力拔直，变短之腿即恢复正常。

（二）其他

辅助中药局部外敷。

【验案】

陈某，男，7 岁，学生，2006 年 10 月初诊。

患者由于踢球时跌倒，髋关节处于外展内旋位挫伤，当即髋部疼痛，勉强能行走。检查：右髋处于外展膝关节屈曲位，髋关节屈曲内旋明显受限。髋内侧软组织紧张，轻度肿胀，压痛（+），骨盆倾斜，患肢与健侧相比明显变短，大粗隆叩击痛（-），下肢纵向叩击痛（-）。X 线片未见骨折。

诊断：右髋关节扭伤。

治疗：采用屈曲复位法，局部于患髋后、外侧行滚法、按法、掌揉法使肌肉放松，于腹股沟处施以指揉法、掌揉法、捋顺法以缓解疼痛，每两天 1 次。

1 次治疗后，当即髋外展膝关节屈曲状态消失，患肢伸直，双下肢等长。髋关节活动仍有轻度受限，髋内侧压痛（+）。两次治疗后，髋关节活动功能基本恢复，双下肢等

韦贵康

长，髋内侧软组织肿胀明显改善，仍有轻度压痛。4 次治疗后，髋关节活动功能完全恢复，髋内侧软组织肿胀及压痛消失。嘱预防与调理，避免髋关节负重活动。

按语：本病例是由于跌倒时髋关节处于过度外展内旋位导致软组织挫伤所致。由于未见骨折征象，采用手法纠正、复位偏移的髋关节，并进行局部松解和全身调养，症状逐渐消失。

膝骨关节炎

【概述】

膝骨关节炎，又称膝关节骨性关节炎，是一种以关节软骨变性、丢失及关节边缘和软骨下骨骨质再生后为特征的慢性关节炎疾病，多发生于 40 岁以上的中老年人。此病属中医学"骨痹"范畴，西医学认为该病早期是一种非炎症性疾病，晚期则表现为非细菌性炎症。膝骨关节炎的成因以往多认为是老年关节退行性改变的结果，近年来对关节炎的研究结果表明关节应力失衡是引起本病的重要因素，其病始于关节软骨。人体的关节软骨面有一定的力学负重范围，由于损伤、关节内病变及风寒湿邪侵袭造成关节不稳，打破了这种均衡，因而发病。临床可见膝关节肿大、疼痛、活动受限。X 线片显示膝关节骨质增生或骨刺形成，关节间隙内有大小不等、数目不一的游离体等。患者多有以下特点。

1. 近 1 个月内反复膝关节疼痛。
2. 活动时有摩擦音。

3. 膝关节晨僵≤30分钟。

4. 中老年者（≥40岁）。

5. 膝关节骨端肥大伴有骨质增生。

临床符合上述情况者，可诊断为膝骨关节炎；符合1、2、3、4或1、2、3、5者，也可诊断为膝骨关节炎。

【证治经验】

（一）手法治疗

1. **理筋手法**　患者仰卧位，医者用拇指指腹端自上而下旋推其患侧膝关节周围5分钟，以揉髌与拨按髌周韧带为主。

2. **调理手法**　患者仰卧位，医者立其患侧，一手置于患者髌骨外侧缘，一手握患肢踝部，屈伸膝关节10余次，拉伸膝关节周围韧带和肌肉。

3. **对症手法**

（1）患者仰卧位，医者将其患侧膝关节屈曲至90°，小腿内旋或外旋，摇转2~3次，然后伸直，继而屈曲，使足跟与臀部接触。

（2）患者仰卧位，医者用拇指指端按压患肢阴陵泉、血海、足三里穴各1分钟，以有酸胀感为度。

（3）患者仰卧位，患侧膝关节屈曲，下肢肌肉放松。医者把两手拇指横放于膝关节两侧膝眼处，其余四指置于膝关节外后方，两手拇指用适当力量沿膝眼做向心性推挤，然后两拇指再沿膝关节间隙自前向后推挤，重复操作10遍。

【验案】

刘某,女,56岁,某中学教师,2006年8月初诊。

患者右膝关节于20年前摔伤,当时无痛苦,随着年龄的增长,近10年来膝关节疼痛越来越重,走路、上下楼梯都较困难。患病后拍X线片,诊断为骨性关节炎,经多方治疗均无明显效果。体检:右膝关节明显肿大变形,但没有积液,膝关节周围软组织僵硬,膝关节屈曲不到40°。

诊断:膝骨关节炎。

治疗:采用对症手法,局部给予放松调理及点穴法,每两天1次。同时给予大补元煎加何首乌、枸杞子、天麻等养心安神之品调养身体以配合手法治疗。

1次治疗后,膝肿势获减,疼痛减轻,活动度好转。两次治疗后,膝肿势继续减轻,右膝关节疼痛明显减轻,活动度明显好转。15天后,右膝肿痛消失,活动度正常,行走自如。观察半年,门诊随诊以巩固疗效。嘱注意预防与调理,补肝肾,调筋骨,抵御外邪侵袭。

按语:本病例是由于肝肾两虚,筋骨失荣,加之外伤、劳损、风寒湿邪侵袭所导致的,用手法消除肿痛,恢复关节活动度,并进行局部松解,同时配合中药治疗,症状逐渐消失。

髌骨软骨软化症

【概述】

髌骨软骨软化症,又称髌骨软化症,是指髌骨软骨面

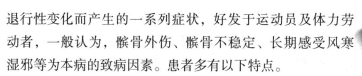

退行性变化而产生的一系列症状，好发于运动员及体力劳动者，一般认为，髌骨外伤、髌骨不稳定、长期感受风寒湿邪等为本病的致病因素。患者多有以下特点。

1. 有长期劳损史，个别的可在一次较重的外伤后发病，如膝关节半蹲位的扭转动作，对髌骨磨损最大。

2. 膝关节疼痛，半蹲时疼痛明显，如上下楼或骑车时痛，初起时只在劳累或行走过多后出现膝部酸软无力，休息后消失，之后疼痛逐渐加重。

3. 膝关节发软及不稳感，尤其在上下楼梯及关节开始活动时可突然感到患膝不稳及发软，患肢有不能负担体重而倾动感。

4. 膝关节暂时性闭锁，又称假绞锁，系由于髌骨软骨面不平，锁于股骨髁上所致。轻微活动在髌骨下出现摩擦音或捻发音。

5. 髌骨研磨试验：患者仰卧，膝关节伸直，股四头肌放松，按压髌骨并转动时感到疼痛。

6. 单腿半蹲试验：患者单足支撑，逐渐下蹲，当屈曲130°～150°时出现疼痛或疼痛加重，屈曲130°时髌软骨面紧贴在股骨滑车部。

7. 伸膝抗阻试验：患者仰卧膝关节屈曲，医者手置于患者小腿，令患者伸直膝关节，医者同时与患膝对抗用力，产生疼痛为阳性。

8. 髌骨压痛、髌周挤压痛，有时可有积液，股四头肌有轻度萎缩，压痛一般位于髌内缘的软骨处，患者仰卧，膝关节伸直，股四头肌放松，医者一手将髌骨推向侧方，

韦贵康

另一手拇指于髌骨内侧面可找到痛点。

9. X 线检查早期髌骨无明显改变，中后期的侧位或切线位可见到髌骨边缘骨质增生、髌骨关节面粗糙不平、软骨下骨硬化、髌骨关节间隙变窄等改变。

【证治经验】

（一）手法治疗

有绞锁者，先解除绞锁。患者仰卧位，一助手固定膝关节上方，医者双手握患踝上方，顺势牵引 2～3 分钟，同时扭转小腿，在保持牵引力的情况下，逐渐屈曲膝关节，使足跟近臀，再将患膝慢慢拔直，做膝关节屈伸运动，可完成屈伸运动者，表示绞锁已解除。

1. 理筋手法　患者仰卧位，医者用指揉法在髌周操作 10 分钟左右，以痛处为主。

2. 调理手法　患者仰卧位，膝下垫一小枕，用手掌扣按髌骨，带动髌骨做上下环绕磨动，磨动时以髌下产生酸胀为宜，手法宜轻柔和缓。

3. 对症手法　提髌捻揉法：患者仰卧位，膝关节伸直放松，医者一手掌托于膝下，另一手五指分开拿住髌骨，拇指放在痛处，将髌骨提起，同时指端在痛处揉捻。局部轻揉、散法，拿股四头肌、小腿肌肉 3～5 次。

（二）其他

可配合针灸、中药熨烫治疗。

【验案】

方某，男，29 岁，某公司员工，2006 年 8 月初诊。

患者于两个月前右膝关节肿痛，行走及上下台阶时疼痛加重，口服布洛芬缓释胶囊（芬必得）疗效不佳。检查：右膝微肿，右髌骨深压痛，浮髌试验（＋），单腿半蹲试验（＋）。右膝关节 X 线片未见明显异常。

诊断：右髌骨软骨软化症；膝关节积液。

治疗：采用提髌捻揉法及局部放松调理，每两天 1 次，5 次为 1 个疗程。

1 个疗程后，肿痛明显减轻，行走及上下台阶时痛减，浮髌试验（±）。两个疗程后，肿痛消失，行走基本正常，上下台阶时有轻微不适感，浮髌试验（－），单腿半蹲试验（－），余正常。观察 3 个月，门诊随诊以巩固疗效，右膝如常，恢复正常工作。嘱预防与调理，避免跑跳及剧烈运动。

按语：本病例是由于髌骨软骨面退行性变化所导致的，采用手法消除肿痛及促进积液的吸收，并进行局部松解，症状逐渐消失。

膝侧副韧带损伤

【概述】

膝侧副韧带损伤是指膝部外伤后引起侧方韧带损伤，使得关节不稳定及疼痛。侧副韧带包括内侧副韧带和外侧副韧带，是关节外起稳定作用的主要韧带。当暴力超过副

韦贵康

韧带或其附着点所能承受的限度时，即会产生副韧带的损伤。当膝关节外旋、外翻时，内侧副韧带完全断裂与膝前交叉韧带断裂、内侧半月板损伤同时发生，则称为膝关节损伤三联征。患者多有以下特点。

1. 内侧副韧带损伤

（1）有明显的外伤史。

（2）膝关节处于半屈曲的强迫体位，肿胀、皮下瘀血、内侧副韧带处压痛。

（3）膝关节呈不稳定状态，膝外翻试验阳性。

（4）陈旧性损伤可有股四头肌萎缩。

（5）X线片提示膝关节内侧关节间隙变宽，尤其在膝的强迫内翻位摄片时更为明显。

2. 外侧副韧带损伤

（1）有明显的外伤史或非常严重的损失史。

（2）膝关节呈半屈曲位，广泛的小腿部瘀血，外侧韧带或腓骨头部压痛，但膝关节本身肿胀不十分明显。

（3）常有足下垂及小腿外侧、足背外侧的皮肤感觉障碍。

（4）膝关节内侧分离试验阳性。

（5）X线片显示腓骨头撕脱性骨折或膝关节外侧间隙变宽。

【证治经验】

（一）手法治疗

1. 理筋手法　医者于膝关节周围施以散法、搓法。

2. 调理手法　患者仰卧位，膝关节尽量伸直，医者立

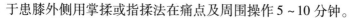

于患膝外侧用掌揉或指揉法在痛点及周围操作 5 ~ 10 分钟。

3. 对症手法

（1）内侧副韧带损伤者，施盘膝法。患者坐于床边，双腿自然下垂，助手坐于患者背面，医者半蹲于患者对面，一手拇指压在痛处，其余四指扶住膝关节前外侧，另一手握住踝上方，在牵拉拔伸下做环摇法 6 ~ 7 次，然后医者站起，拔直膝关节，扶膝之手置于膝关节内侧，快速屈曲膝关节，使患侧足部置于健膝之上，扶膝之手以拇指按揉捋顺痛点，之后另一手将膝关节拔伸，施一次复一次。

（2）外侧副韧带损伤，患者侧卧位，患肢在上，医者立于其前，一手拇指压在痛处，其余四指置于膝关节前内侧，另一手握住踝上方，在牵拉拔伸情况下做环摇法 6 ~ 7 次，在保持拔伸的情况下，扶膝之手拍击膝后侧，握踝之手将患肢屈膝、屈髋，使足跟近臀，扶膝之手以拇指按揉痛点及捋顺数次，另一手将患肢拔伸，施一次复一次。

（二）其他

锻炼股四头肌，损伤轻者，于伤后两三天鼓励患者锻炼。针灸、中药外敷，红外线照射治疗。

【验案】

曾某，男，33 岁，某公司员工，2007 年 4 月初诊。

患者因踢球不慎致右膝内侧肿痛 1 天，自喷云南白药喷雾剂后肿痛不消，不能行走。检查：右膝内侧肿胀，压痛（＋），右侧副韧带分离试验（＋）。X 线片示右膝内侧间隙达 1.5cm。

诊断：右膝内侧副韧带损伤。

治疗：施盘膝法及局部放松调理，每两天1次。伤后两三天鼓励患者锻炼股四头肌。

1次治疗后，右膝肿痛立减，行走基本正常，右侧副韧带分离试验（±）。两次治疗后，肿痛消失，右侧副韧带分离试验（-），行走正常，恢复正常工作。嘱预防与调理，避免跑跳及剧烈运动。

按语：本病例是由于膝关节外旋、外翻时韧带发生扭伤所导致的，采用手法消除肿痛并进行局部松解，症状逐渐消失。

踝关节韧带损伤

【概述】

踝关节由胫腓骨下端与距骨所构成，其内外两侧有副韧带加强。内侧副韧带又称三角韧带，起于内踝，止于舟骨、距骨及跟骨。外侧副韧带有三条，均起于外踝，腓距前韧带止于距骨前外侧，腓跟韧带止于跟骨外侧，腓距后韧带止于距骨后外侧。踝关节解剖特点为外踝比内踝长，内侧韧带比外侧韧带坚强，所以外侧韧带比较容易受损，临床以外侧韧带损伤多见。踝关节韧带损伤多因在不平的路面行走、跑步、跳跃或下楼梯时，踝跖屈位足突然向内或向外翻转所致。患者一般有以下特点。

1. 外伤后可当即出现疼痛，也可在休息后出现疼痛，疼痛部位局限，活动时疼痛加重。

2. 伤后两小时左右出现肿胀，可程度不一，皮下瘀血斑。

3. 踝关节功能活动受限。

4. 有压痛点，内翻造成的外侧韧带损伤，压痛点多在外踝前、下、后方；外翻造成的内侧韧带损伤，压痛点多在内踝前、下、后方。

5. 踝扭伤严重者，极易造成内踝或外踝撕脱性骨折。外踝前下方为第五跖骨基底部，内翻损伤时第五跖骨基底部易造成骨折，必要时拍 X 线片。

【证治经验】

（一）手法治疗

急性期，肿胀严重者，可外敷七厘散，内服云南白药等。急性期过后以手法治疗为主。

1. 理筋手法　局部轻揉。

2. 调理手法　医者坐于患者对面，指揉法于局部操作 5~10 分钟。

3. 拔伸摇晃、屈曲

（1）外侧韧带损伤时，患者侧坐床边或侧卧位，外踝向上，助手固定患肢小腿下端。医者双手分握足跟及跖骨，拇指扣按痛点，相对用力拔伸，做踝关节摇法，再用力将足跖屈内翻，随后迅速外翻背屈，按痛点之手同时施以捋顺法。

（2）内侧韧带损伤者，其治疗手法同上，只将内、外翻方向相反即可。

155

韦贵康

（二）其他

中药外敷，绷带固定，外侧韧带损伤者应外翻固定，内侧韧带损伤者应内翻固定，以减少损伤韧带的张力。

【验案】

赵某，男，37岁，工人，2007年5月初诊。

右足扭伤两天。患者由于走路不慎踩于凹坑，右足内翻位扭伤，当即踝部剧痛，走路不敢负重。次日清晨外踝肿胀，皮下瘀血，行走困难。检查：足跟着地，走路跛行，右足外踝软组织肿胀、瘀血，踝关节活动受限，跟腓韧带、距腓前韧带明显压痛。X线片未见外踝骨折。

诊断：右足外踝关节韧带损伤。

治疗：采用拔伸摇晃、屈曲法及局部放松调理，每两天1次。

1次治疗后，软组织肿胀改善，瘀血大面积散于皮下，踝关节活动角度加大，跟腓韧带、距腓前韧带仍有压痛。两次治疗后，肿胀明显消退，走路已无跛行，踝关节活动功能恢复，距腓前韧带压痛消失，跟腓韧带仍有轻度压痛。4次治疗后，患者行走如常，软组织肿胀消失，踝关节活动好，跟腓韧带已无明显压痛。嘱预防与调理，避免跑跳及剧烈运动。

按语：本病例是由于踝关节内翻造成外侧韧带损伤所导致的，采用手法消除肿痛，并进行局部松解，散瘀止痛，症状逐渐消失。

踝管综合征

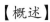

【概述】

踝管综合征，又称跖管综合征，是指胫神经或其分支经过胫骨内踝后面屈肌支持带（又称分裂韧带）下面的骨纤维管时受压而引起的症候群，本病在临床上不易引起注意，经常误诊。踝管位于内踝后下方，其浅面为分裂韧带（起于内踝尖，向下、向后止于跟骨），深部为跟骨、距骨和关节囊，管内有肌腱（由前外向后内依次为胫骨后肌腱、趾长屈肌腱和长屈肌腱）、血管（胫后动静脉）和神经（胫后神经及其分支、足跟及外侧足底神经、内侧足底神经）。外伤后，踝管内肌腱因摩擦而产生腱鞘炎，腱鞘肿胀，跖管内容积增大，造成踝管相对狭窄，产生胫后神经受压症状，骨折后骨痂形成或骨刺也可造成管腔狭窄。患者一般有以下特点。

1. 疼痛表现不一，早期常因行走、站立过久而出现内踝后部不适。随着病情发展，足跖面可有烧灼或针灸感，活动后加重，但休息时亦可有疼痛，甚至从睡眠中痛醒。疼痛偶尔可向小腿内侧放射，但一般不过膝，部分患者可有足跟、足底麻木，重者可见足趾皮肤干燥，汗毛脱落及足部肌肉萎缩。

2. Tinel 征阳性，背屈外翻试验阳性。轻叩或按压内踝后方，疼痛、麻木加重，足背屈外翻甚至直腿抬高时，足底跖面亦有疼痛及麻木感，足底感觉减退或消失，其范围

韦贵康

是内侧神经受压者表现为内三个半趾、跖,外侧神经为外侧一个半趾,足跟支为足跟内侧。

【证治经验】

（一）手法治疗

1. 理筋手法　在内踝后部做指揉法,10 分钟左右。

2. 调理手法　点按阴陵泉、三阴交、太溪、照海等穴。

3. 对症手法　患者侧卧位,患肢在下,医者一手拿足跟,一手拿足跖,拇指扣住痛点,在拔伸情况下做晃摇外翻6～7 次,然后拇指自踝管远端向近端捋顺,施一次复一次。

（二）其他

可配合小针刀或者针灸治疗。

【验案】

兰某,男,33 岁,农民,2007 年 5 月初诊。

患者 1 个月前出现右足麻木,久站后症状加重,休息后有所缓解,未进行任何治疗。检查:右足皮肤较干燥、感觉麻木,以第一、二足趾明显,内踝后下方 Tinel 症 (+),背屈外翻试验 (+)。肌电图检查提示右踝管综合征。

诊断:右踝管综合征。

治疗:采用对症手法及局部放松调理,每两天 1 次,5 次为 1 个疗程。

1 次治疗后,右足麻木感减轻,内踝后下方 Tinel 征 (±),背屈外翻试验 (±)。1 个疗程后,右足麻木感消失,内踝后下方 Tinel 征 (-),背屈外翻试验 (-),恢复正常工作。嘱预防与调理，避免跑跳及剧烈运动。

按语：本病例是由于踝关节剧烈运动使踝管狭窄，胫后神经受压所导致的，采用对症手法及局部放松调理，有效促进局部血液循环，减轻管内压力，促进组织的修复，症状逐渐消失，效果显著。

跗跖关节扭伤

【概述】

跗跖关节是由第 1~3 楔骨、骰骨、第 1~5 跖骨所形成的一个微动关节，由背侧韧带、跖侧韧带及邻近的小韧带联系在一起，外侧第 4、5 跗跖关节扭伤在临床多见。患者一般有以下特点。

1. 外伤后局部疼痛、肿胀，足部不敢用力行走，多以足跟着地，跛行。

2. 跗跖关节损伤部位压痛明显，内翻或外翻损伤处疼痛明显。

【证治经验】

（一）手法治疗

1. 理筋手法　局部轻揉。

2. 调理手法　医者以指揉法于局部操作 5~10 分钟。

3. 对症手法

（1）第 4、5 跗跖关节损伤时，患者正坐位，伤足伸出床边。医者位于伤肢内侧，一手拿骰骨部位，拇指扣按

韦贵康

159

痛点，将其固定，一手拿第4、5跖骨，双拇指相对用力拔伸，拿跖骨之手做环摇法6~7次，在保持拔伸的情况下，将跖骨内翻并跖屈，再迅速外翻并背屈，拇指同时在痛点捋顺。

（2）第1跗跖关节损伤时，患者正坐位，伤足伸出。医者位于伤肢外侧，一手握足跗骨，拇指叩按痛点，另一手握第一跖骨，相对拔伸，拿跖骨之手做环摇法6~7次，在保持拔伸的情况下使其跖屈，拇指同时在痛点捋顺。

（3）整个跗跖关节扭伤，尤其是第2至第4跗跖关节扭伤时，可用跖屈挤按法。助手双手固定患足跗骨，医者双手握住跖骨，拇指按压痛点，相对拔伸环摇，在保持牵引力的情况下使其跖屈，然后迅速背屈，双手拇指将跖骨向下戳按。

（二）其他

局部中药外敷或针灸治疗。

【验案】

刘某，女，47岁，干部，2007年5月初诊。

患者由于下台阶时失足，右足内翻跖屈位扭伤，当即走路困难，前足不能平踩负重。检查：右足背微肿，第3、4跖骨基底压痛，跗跖关节活动受限，活动时疼痛加重。X线片未见骨折征象。

诊断：右足跗跖关节扭伤。

治疗：采用跖屈挤按法及局部放松调理，每两天1次。

1次治疗后，当即感觉足部放松，疼痛明显改善，跗跖关节活动恢复，下地行走足即能平踩负重，负重行走略有轻微疼痛。两次治疗后，右足已无肿胀，跖跗关节活动良好，压痛消失，负重行走无疼痛感。嘱预防与调理，避免跑跳及剧烈运动。

按语：本病例是由于第 3、4 跗跖关节扭伤所导致的，采用手法消除肿痛，舒筋通络，并进行局部松解，恢复关节活动，效果明显。

足跟痛

【概述】

足跟痛即跟痛症，是急慢性损伤所引起的跟骨下滑囊炎、跟腱炎、跖筋膜劳损或跟骨骨刺引起的足跟底部局限性疼痛，临床以 40 ~ 60 岁的中老年者多见。本症可由行走时足踩高低不平的路面用力过猛，足跟冲击伤而致，但多数无外伤史，这与一些中老年患者长期负重行走，跟骨下软组织受挤压损伤，炎症产物刺激末梢神经而产生疼痛，或跟骨骨刺刺激跟骨结节滑囊而产生炎症有关。患者一般有以下特点。

1. 足跟痛，晨起下床行走时剧烈，活动后减轻，久行、久立加重，休息后又减轻。

2. 足跟有明显压痛点，跟骨骨刺者有时可在局部触到骨性隆起。

【证治经验】

（一）手法治疗

1. 理筋手法　患者仰卧位，医者以拇指指腹端从足跟

161

部沿跖筋膜按揉3遍。重点按揉申脉、照海、然谷、太溪等穴，以患者有酸胀感为度。

2. 调理手法　患者俯卧位，患侧屈膝90°，足底向上。医者在其足跟底部尤其是足跟压痛点及周围施以搓法5分钟，再用掌擦法擦足底3分钟。

3. 对症手法

（1）患者俯卧位，医者立一侧，用两手拇指推跟腱及两侧至足底，可用重手法，反复数十次。

（2）患者俯卧位，医者从其患肢小腿腓肠肌起至跟骨基底部自上而下抚摩揉捏3分钟，再用禅推法自上而下推3遍，重点在三阴交、中封、太冲、照海、昆仑、申脉等穴，以局部有热胀轻松感为度。

（3）患者俯卧位，足心向上，摸准骨刺部位压痛点，一手握住踝部，使之固定，一手用掌根由轻而重拍击压痛点15次，再用掌擦法擦足跟部1分钟。

（二）其他

可配合足部反射疗法。

【验案】

张某，男，61岁，农民，2006年7月初诊。

右足跟部疼痛月余。患者曾在某医院治疗无效（用药不详），近1周疼痛加重，足不能着地。检查：右足微红肿，足跟叩击痛（＋）。X线片示有轻度跟骨骨刺形成。

诊断：足跟痛。

治疗：采用对症手法消除肿痛，并进行局部松解，每两天 1 次。

1 次治疗后，当即感觉足部放松，疼痛明显改善，下地行走足即能平踩负重，负重行走略有轻微疼痛。10 天后，右足已无肿胀，压痛消失，负重行走无疼痛感。嘱预防与调理，避免跑跳及剧烈运动。

按语：本病例是由于跟骨产生的骨刺刺激跟骨结节滑囊产生炎症所导致的，采用对症手法消除肿痛，并进行局部松解，舒筋通络，活血止痛，效果明显。

下肢水肿

【概述】

下肢水肿为下肢组织间隙内有过多的液体积聚，使组织肿胀，常由局部静脉、淋巴回流受阻或毛细血管通透性增加所致。本症排除心源性、肾性、血管栓塞性疾病，以血管舒张功能异常为主。患者一般有以下特点。

1. 患肢肿胀呈筒状，伴疼痛，行走加剧。

2. 远端有压迹，皮肤浅灰紫，浅静脉扩张明显，尤其是久行、久坐后易出现。

【证治经验】

（一）手法治疗

1. 理筋手法　局部揉按，自下而上行擦法。

2. 调理手法　患者仰卧位，双下肢平伸。医者坐于对面，用小鱼际接触着力于患肢远端，然后逐一揉按，手法由轻到重，逐步深入，按照"顺生理，反病理"的原则，向心性推按。

3. 对症手法　医者用掌根部接触着力于患肢远端，然后向上做向心性推抚 3 分钟，重点在三阴交、中封、太冲、照海、昆仑、申脉等穴，以局部有热胀轻松感为度。

（二）其他

可配合中药浸泡治疗。

【验案】

张某，男，56 岁，工人，2006 年 7 月初诊。

患者由于长期卧床出现下肢水肿，伴疼痛，皮肤浅灰紫。体检：双下肢肿胀呈筒状，伴疼痛，远端有压迹，皮肤浅灰紫，浅静脉扩张明显。

诊断：下肢水肿。

治疗：采用对症手法，并进行局部松解，每两天 1 次。

1 次治疗后，当即感觉下肢放松，水肿减轻，疼痛明显改善，皮肤颜色恢复，浅静脉扩张改善。15 天后，肿痛消失，无浅静脉扩张。嘱预防与调理，适当运动。

按语：本病例是由于长期卧床局部静脉受阻所导致的，采用手法消除肿痛、化瘀通络，并配合局部松解，效果明显。

股骨头坏死（骨骺缺血坏死）

【概述】

股骨头坏死是由不同的病因导致股骨头的血液循环障

碍所造成的病证，类似古代医学文献所称的髋骨部位的"骨痹""骨蚀"。患者一般有以下特点。

1. 患侧髋部疼痛，呈隐形钝痛，急性发作可出现剧痛，疼痛部位在腹股沟区，站立或行走久时疼痛明显，出现跛行。

2. 晚期可因劳累而疼痛加重，髋关节屈曲、外旋功能明显障碍。

3. 患髋4字试验阳性，髋关节屈曲挛缩试验阳性。

4. X线表现分为4期：①股骨头轮廓无改变，多在负重区出现囊性变或新月征。②股骨头轮廓无明显改变，负重区可见密度增高，周围出现硬化带。③股骨头出现阶梯状塌陷或双峰征，负重区变扁，有细微骨折线，周围有骨质疏松征象。④髋关节间隙狭窄，股骨头扁平、肥大、增生，可出现向外上方半脱位或脱位，髋臼边缘骨质增生硬化。

【证治经验】

（一）手法治疗

1. 理筋手法　局部轻揉，放松骨盆、髋关节周围肌肉。

2. 调理手法　医者以拇指指腹端从足跟部沿跖筋膜按揉3遍，重点按揉申脉、照海、然谷、太溪等穴，以有酸胀感为度。

3. 对症手法　按压股动脉30秒，然后松开手指，以腹股沟区有温热感为度。双手点按昆仑、太溪、解溪，以有酸胀感为度；然后向上做向心性推抚3分钟，以局部有热胀轻松感为度。

（二）其他

辅助支具，纠正异常力学分布。

【验案】

李某，男，5 岁，2006 年 6 月初诊。

左下肢跛行 1 个月。当地医院诊断为左髋关节一过性滑膜炎，治疗两月余，未见改善，症状逐渐加重，跛行明显，下蹲功能受限。检查：左下肢肌肉萎缩，短缩约 0.5cm，左髋部稍肿，腹股沟中点压痛，髋关节外展、外旋受限，4 字试验（＋），下蹲困难，行走见跛行步态。X 线片示左股骨头骺变扁平，骨骺碎裂，部分消失。

诊断：左股骨头缺血性坏死。

治疗：采用对症手法，并进行局部松解，每两天 1 次。

1 次治疗后，左髋部肿胀减轻，髋关节活动度改善，4 字试验（±），可下蹲，跛行步态改善。15 天后，左髋部肿胀消失，髋关节活动度明显改善，4 字试验（－），跛行步态明显改善。1 个月后，腹股沟中点压痛消失，髋关节活动度改善。3 个月后复查，恢复正常，无跛行。嘱继续治疗，并定期复查 X 线片。

按语：本病例是由于股骨头缺血所导致的，采用对症手法，并进行局部松解，调整脊柱和骨盆平衡，调节髋关节力学应力分布，从而改善局部血液循环，促进和激发身体自我修复能力，症状逐渐消失。

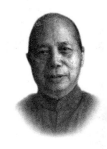

颞颌与躯干

下颌关节功能紊乱症

【概述】

下颌关节功能紊乱症是一种肌筋膜的疾病，多见于中青年妇女。本症主要因咬嚼硬物引起劳损，或因下颌关节半脱位、类风湿性下颌关节炎、下颌关节无菌性炎症等引起。患者一般有以下特点。

1. 下颌关节疼痛和功能障碍，遇寒、咀嚼、大笑、说话时加重，张口活动受限，常发生咔嚓声，局部有压痛。

2. 多为一侧，两侧发生者较少。

3. 下颌运动异常，张口时下颌骨向健侧外斜，闭口时牙缝不能并齐。

【证治经验】

（一）手法治疗

1. 理筋手法　局部轻揉。

2. 调理手法　患者仰卧位，头旋向健侧。医者施一指禅推法或揉法，从患侧太阳穴经上关、听宫、下关至颊车穴，再转向大迎、地仓至承浆穴。重点按揉颊车穴，约5分钟，再按翳风穴、拿两侧风池和合谷穴各1分钟。

3. 对症手法　患者仰卧位，医者用双手大鱼际放在两侧下颌关节处，由上而下反复推按，至局部有微热感为度。

（二）其他

颞颌关节部位中药热敷。

【验案】

吴某，女，30岁，工人，2007年6月初诊。

患者由于吃啃排骨时张口过大，右侧下颌关节疼痛，开闭口活动受限，关节有弹响声。检查：关节处有压痛，关节周围肌肉痉挛。X线片示无骨质改变。

诊断：下颌关节功能紊乱症。

治疗：采用对症手法，并进行局部松解，每两天1次。

1次治疗后，当即感觉下颌关节放松，疼痛减轻，开闭口活动好转。两次治疗后，疼痛明显减轻，开闭口活动明显好转，关节无弹响声。3次治疗后，疼痛消失，开闭口活动正常，行走自如。观察半年，门诊随诊以巩固疗效。嘱预防与调理，避免咀嚼硬物及开口过大。

按语：本病例是由于咬嚼硬物引起劳损所导致的，采用对症手法恢复活动度，对关节周围的肌肉进行局部松解，舒筋通络，活血止痛，效果明显。

梨状肌综合征

【概述】

梨状肌综合征是指由于各种外力损伤梨状肌而压迫坐骨神经所引起的以单侧臀部或腿部疼痛为主要症状的一种

疾病，多因下蹲、跨越、扭转等突然体位变化及负重行走使梨状肌过牵而造成损伤。由于损伤，肌细胞肿胀、充血、水肿，从坐骨大孔穿出的坐骨神经一方面受到肿胀的梨状肌压迫，另一方面又受到损伤组织细胞释放出来的致痛、致炎物质的刺激，因而产生了各种相应的症状。患者一般有以下特点。

1. 臀部疼痛，严重者可呈刀割样痛，并向下肢放射。
2. 梨状肌区压痛明显，并向下肢后侧放射。
3. 梨状肌外旋试验阳性，单纯的腹压增加并不引起症状。
4. 相关影像学检查未发现椎管内神经根压迫。

【证治经验】

（一）手法治疗

通过手法舒筋活血，消炎镇痛，松解粘连，使坐骨神经受卡压状态消失，达到治疗本病的目的。

1. 理筋手法　患者俯卧位，医者立其患侧，用拇指与其余四指捏拿患侧臀部及下肢，上下来回重复5遍。

2. 调理手法　患者俯卧位，医者立其患侧，用拇指指腹端按揉患侧肾俞、膀胱俞、环跳、承扶、殷门、委中、梨状肌上压痛点各1分钟；再双手重叠用掌根按揉梨状肌两分钟，以患者有胀热感为度。

3. 对症手法

（1）患者俯卧位，医者以肘部用力按压梨状肌，并来回拨动20次，再用双手拇指按压痛点两分钟，然后双手握住其踝关节上下抖动20下。

169

（2）患者俯卧位，患肢交叉到健肢上。医者立其患侧，双手拇指重叠，按在梨状肌压痛点处，由轻而重，再由重而轻，弹拨10下。

（二）其他

注意休息，避免久坐久行，勿跷二郎腿。

【验案】

蔡某，男，38岁，工人，2009年7月初诊。

患者因骑自行车不慎摔伤右臀部，继则出现右臀部肌肉胀痛，右腿后侧筋脉拘急掣痛，并沿右腿后侧向下放射。检查：臀部肌肉梨状肌肿胀而压痛明显，直腿抬高试验在60°前疼痛明显加重，超过60°后疼痛即感减轻。腰椎X线片未发现异常。

诊断：右梨状肌综合征。

治疗：采用对症手法，每两天1次。

1次治疗后，臀部肌肉疼痛减轻，右腿放射痛消失。两次治疗后，臀部肌肉疼痛明显改善，直腿抬高试验（－）。15天后，症状消失。观察3个月，门诊随诊以巩固疗效。嘱预防与调理，避免下蹲、跨越、扭转等突然体位变化。

按语：本病例是由于摔伤损伤梨状肌而压迫坐骨神经所导致的，采用对症手法，舒筋活血，消炎镇痛，松解粘连，使坐骨神经受卡压状态消失，症状逐渐消失。

诊余漫话

如何理解错位

错位，就是骨头位置不正。骨与骨之间只要有轻微的错移、不正，就会引起周围正常软组织紧张、紊乱，相应的肢体就会出现痛、麻、冷等不适症状。当你有头、颈、肩、胸、腰、腿的酸、麻、胀、痛时，表明你的脊椎已经出现问题了，多数情况下，只要将错位的脊椎正位，症状也将会消失。临床根据骨科的分类，错位在 1mm 以内为错缝，1～3mm 之间称半脱位，超过 3mm 称脱位，而整脊手法在脊柱病的治疗上绝大多数是针对错缝而言。临床中需注意的是脊柱解剖位置变异或小关节紊乱并非完全是一种病理现象，因为大多数椎体小关节紊乱是脊柱正常生理活动和退变所引起变化的一种亚生理现象，只要脊柱保持在正常或仍在亚生理区代偿位置时，就不会引起临床症状。因为每个人的代偿程度不同，故在相同的病理下，症状与临床检查并不一定成正比，也就是影像学检查与临床表现不一致，所以对处于代偿状态下的关节紊乱不能认为是病理表现。在临床中，有少数小关节紊乱会压迫或牵拉周围软组织而引起脊柱相关疾病。假如临床整脊师对脊柱所有偏歪棘突和紊乱的小关节加以整复，那么，脊柱将产生超过亚生理范围的被动运动，这就存在一定的不良反应和风险性，并打破了脊柱现有的平衡状态，进而加重了患者的病情。所以，韦贵康教授认为整脊手法治疗必须把调整脊

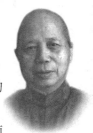

柱的内外平衡作为出发点和归宿，这样才能有利于疾病的恢复。

错位还会影响脏器功能或全身功能，例如，某一节颈椎错位，极有可能压迫到与之相连的脊神经，导致其下方脏器功能的失调，因为穿过颈部的脊神经往往要通往全身各处，所以全身功能都会因此而受牵连，高位截瘫就是最典型的例子；某一节腰椎间盘突出，则有可能导致位于它上方的整个脊椎生理弯曲发生改变，继而压迫椎管里的脊神经，不但引发剧痛，还影响脏器功能。我们的头、颈、肩膀如同树枝一样，它们与脊椎这根主干是不能分开的整体。严格来说，头部甚至可以认为是脊椎的延伸，因为头和脊椎从我们还是胚胎的时候就已经连为一体，共同生长。所以，脊椎的姿势会直接影响头部，而头部的活动也直接影响脊椎和全身功能。连接头与脊椎的是我们的颈部，如果姿势不当，如习惯头部向前倾、下巴过分内缩、肩膀耸起等，都会造成颈部肌肉紧张与僵硬，长此以往，不但肩膀会感到疼痛、麻木，甚至整个背部都会感到不适，乃至全身健康水平下降。那么骨盆呢？骨盆牵制着脊椎基底，影响它的自然曲度，骨盆过于往后、过于往前或者两边骨盆一高一低都会导致长短腿现象的发生，进而使脊椎侧弯、脊髓受到压迫，最终使得与脊神经相连的脏器功能下降。

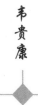

对关节弹响的认识

在正骨手法中经常会听到一些弹响之声，韦贵康教授认为多为以下因素所致。

1. 气体逃逸　人体关节间有润滑关节的滑液，这种滑液内含有一些气体，譬如氧气、氮气和二氧化碳，而关节腔内压力一般是负压，当关节突然受到牵拉或扭转时，瞬间拉力超过关节腔内中心的负压力，关节腔内周围的气体迅速向中心扩散，滑液中的气体急速跑掉，就形成弹响声。

2. 关节移位　当我们移动关节时，肌腱韧带移位。当肌腱韧带回复到原来的位置时，会产生"嗝嗝"的响声，这种情形以膝关节和足踝为多。

3. 粗糙的关节接触面摩擦　关节炎会破坏关节间的软骨组织，造成关节接触面不平滑。这种状况下，关节摩擦就会产生响声。

对阳性反应点的认识

韦贵康教授在临床诊疗中非常重视查找椎体周围的阳性反应点进行诊断治疗，也可以说，找到了压痛点就等于找到了需要调整的椎体及所对应的脏器部位，正所谓"有

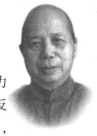

诸内，必形于诸外"。所以，消除了阳性反应点，椎体的力学平衡就会得到调整，临床症状也会缓解或消失。阳性反应点可诱发脊柱周围肌肉痉挛，导致肌肉力学平衡失调，进而影响到椎体的力学平衡，导致疾病的发生。临床治疗中以阳性反应点判断椎体及所对应的脏器位置，对诊断和治疗具有积极的意义，只有做到了"点、椎、症"三者相应，方可事半功倍。

对几种脊柱病理现象的认识

临床证实，40岁以后脊柱所出现的侧弯、生理曲度变直、棘突偏歪都是不可逆转的病理现象，是人体脊柱退变的代偿性反应。整脊手法不可能将上述改变调整到正常解剖位置，临床中只能改善现存的脊柱内外平衡。正常人群中有20%~35%的人有生理性的侧弯和棘突偏歪，假如临床医生把所有侧弯和棘突偏歪都当成病理现象加以整复，将进一步破坏脊柱的力学平衡系统及代偿反应，导致疾病的发生及加重，这是缺乏运用中医整体观念辨证施治的表现。韦贵康教授对有关学术报道中提出的40岁以上患者可通过手法使侧弯消失、偏歪棘突矫正、生理曲度恢复正常的观点提出质疑，因为整脊手法只能做微小关节的调整，从生物力学力度出发，所有整脊手法并不能让椎体位置发生根本性的变化，其治疗前后影像学的比照也无明显变化。因此，临床中应科学地选择适应证，运用正确的整脊手法，以提高临床疗效。

脊椎序列的体表定位方法

一、颈椎

1. 方法　采坐姿实施，并令患者正坐。

2. 颈椎椎体位置判定　颈椎椎体以 C2、C7 较易判定，其余各颈椎椎体则以这两个椎体来推定。

由枕骨向下，首先摸到的棘突是 C2。

靠近双肩，较突出的棘突为 C7 和 T1，当头部摇动时，会跟着活动的是 C7。

C1 椎体棘突无法摸到，但其横突位于枕骨下方、乳突正下方的位置。

二、胸椎

1. 方法　采俯卧姿势实施，并令患者双手掌心朝上，平放于身体两侧。

2. 胸椎椎体位置判定　胸椎椎体以 T1、T4、T7 较易判定，其余各胸椎椎体则以这三个椎体来推定。

T1：靠近双肩，较突出且不会随头部转动的椎体即是 T1。

T3：两肩胛内上角连线平 T3 棘突。

T4：两肩胛冈连线之椎体即是 T4 棘突。

T7：肩胛骨下角平行连线之椎体即是 T7 棘突。

T10：以 T4～T7 之等倍距离，由 T7 向下延伸点的椎体即是 T10。

T2、T3：由 T1 往下第一、二椎体即是（或由 T4 往上第一、二椎体即为 T3、T2）。

T5、T6：由 T4 往下第一、二椎体即是（或由 T7 往上第一、二椎体即为 T6、T5）。

T8、T9：由 T7 往下第一、二椎体即是。

T11、T12：由 T10 往下第一、二椎体即是。

三、腰椎

1. 方法如胸椎。

2. 腰椎椎体位置判定　腰椎椎体以 L4 较易判定，其余各腰椎椎体则以此推定。

L4：两髂嵴最高点连线平 L4 棘突。

L3、L5：由 L4 往上、往下各一椎体，即为 L3、L5。

L1、L2：由 L3 往上第一、二椎体即是 L2、L1（或由 T12 往下第一、二椎体即是）。

脊柱相关疾病对照表

第一颈椎（C1）：眩晕、后头痛、视力下降、高血压、失眠、面瘫。

第二颈椎（C1）：眩晕、偏头痛、耳鸣、胸闷、心动过速、排尿异常、视力下降、高血压、失眠、面瘫。

第三颈椎（C3）：喉咙部异物感、胸闷、颈痛、牙痛、甲状腺功能亢进。

第四颈椎（C4）：喉咙部异物感、胸闷、呃逆、肩痛、牙痛、三叉神经痛、甲状腺功能亢进。

第五颈椎（C5）：眩晕、视力下降、心动过速或过缓、上臂痛或下肢瘫痪。

第六颈椎（C6）：低血压、心动过速或过缓、上肢桡侧麻痛。

第七颈椎（C7）：低血压、心律失常、上肢后侧尺侧麻痛。

第一胸椎（T1）：上臂后侧痛、肩胛部痛、气喘、咳嗽、左上胸痛、心慌、心悸。

第二胸椎（T2）：上臂后侧痛、气喘、咳嗽、左上胸痛、心慌、心悸。

第三胸椎（T3）：上臂后侧痛、肩胛部痛、气喘、咳嗽、左上胸痛、心慌、心悸、胸闷、胸痛。

第四胸椎（T4）：胸壁痛、气喘、呃逆、乳房痛。

第五胸椎（T5）：胸壁痛、气喘、乳房痛。

第六胸椎（T6）：胃痛、肝区痛、上腹胀、肋间痛、胆石症。

第七胸椎（T7）：胃痛、肝区痛、上腹胀、肋间痛、胆石症。

第八胸椎（T8）：胃痛、肝区痛、上腹胀、肋间痛、胆石症。

第九胸椎（T9）：胃痛、肝区痛、上腹胀痛、子宫炎。

第十胸椎（T10）：腹胀、肝区痛、卵巢炎、睾丸炎、子宫炎。

第十一胸椎（T11）：胃脘痛、肝区痛、胰腺炎、糖尿病、肾病、排尿异常、尿路结石、腹胀痛。

第十二胸椎（T12）：胃脘痛、肝区痛、胰腺炎、糖尿病、肾病、排尿异常、尿路结石、腹胀痛、肾炎、肾结石、腹泻。

第一腰椎（L1）：胃脘痛、肝区痛、胰腺炎、糖尿病、肾病、排尿异常、尿路结石、腹胀痛、肾炎、肾结石、腹泻、大腿前侧痛。

第二腰椎（L2）：腰痛、排尿异常、大腿麻痛。

第三腰椎（L3）：两侧腰痛、腹痛。

第四腰椎（L4）：两侧腰痛、腹胀痛、便秘、下肢外侧麻痛。

第五腰椎（L5）：下肢后侧麻痛、下肢痛、遗精、月经不调。

骶骨（S）：排尿异常、子宫炎、前列腺炎。

注：颈椎 C，胸椎 T，腰椎 L，骶椎 S。

韦氏脊柱整治手法特点

一、"顺生理，反病理"的原则

人体的组织结构是功能活动的基础，当外力作用于人体的某一部位，常导致人体筋、骨、关节解剖结构明显破坏或轻微位移，即"筋出槽，骨错缝"，从而引起生理功能紊乱，出现各种临床症状。临床治疗时，韦贵康教授重

韦贵康

视"顺生理，反病理"的原则，如使用理顺手法，强调肌纤维扭捩损伤应沿肌纤维正常解剖循行方向推按，动脉障碍由近端向远端推按，静脉或淋巴障碍由远端向近端推按，而关节囊疾患则向关节囊口推按，脊源性肠胃功能紊乱则沿肠胃正常蠕动方向推按，内收损伤做反向的外展活动等。

二、"力平衡"原则

韦贵康教授认为，脊柱相关疾病引起临床症状的主要原因是脊柱内外力平衡失调的结果，常常是关节突关节的微小位移引起局部肌痉挛，紧张度增高而引起相应神经、血管的牵拉或压迫刺激，导致相应脏器功能紊乱。因此，治疗脊柱相关疾病，韦贵康教授重视利用力学原理，如失稳杠杆作用、旋转力等原理。治疗时，以旋转力纠正旋转移位，如颈椎旋转复位法、角度复位法、侧旋提推法等；以直接或间接推按力纠正前后侧方移位，如胸椎膝顶法、掌推法等；软组织损伤用理顺法、松解法等。其目标是恢复人体形态、结构与功能的力平衡。

三、重视反应点的治疗

脊源性疾病在临床上可以见到局部或各个系统脏器功能紊乱引起的症状，这些损伤在体表多有反应点或敏感点，这是局部病灶反应或通过脑神经引起的，临床上常针对反应点进行治疗。韦贵康教授总结提出了反射疗法、传导疗法，如交感神经型颈椎病，上颈段之病常在风池穴附近找到反应点，局部施行指点法（反射法），下颈段之病常在前斜角肌中点处找到反应点，局部指按法（传导法）多收到良好效果。

四、强调手法的规范、轻巧与灵活性

在施行手法时，韦贵康教授强调定位要准确，手法步骤要规范、完整，用力轻巧，避免用暴力、猛力与死力，以患者不感到痛苦与局部无不良反应为原则。同时根据不同的患者、病情施行不同的手法，做到辨证施法、同病异治、异病同治。治疗时常一种疾病用多种手法或多种疾病用一种手法，如脊源性心律失常，若因胸椎小关节紊乱引起者常使用膝顶法、掌推法；若因颈椎小关节错位等因素刺激或压迫脊神经及颈交感神经节而引起者则使用颈椎旋转复位法，配合前斜角肌中点处按压反应点（传导法）。同样，若因为颈椎小关节紊乱、力平衡失调而引起的诸如头痛、眩晕、视力异常、耳鸣耳聋、血压异常、失眠、咽部异物感等，韦贵康教授常以颈部旋转复位法为主。

五、重视主辅方法的选择

脊柱相关疾病引起的病理改变多为某个部位的骨关节、肌纤维的解剖位移、肌痉挛及局部无菌性炎变，这些病理改变常互为因果，相互影响，如骨不正则筋不柔，筋不柔则气血瘀滞，加重炎变，炎变刺激又进一步加重筋不柔，筋不柔则骨愈难正。因此，临床上重视主辅方法的选择，常可收到良好的治疗效果。如韦贵康教授常在手法治疗后指导患者进行功能锻炼，颈部的"米"字功，腰部的"拱桥""飞燕""抱腿起伏"等。有些患者以药物治疗为主，有些则是手法辅以药物治疗。韦贵康教授还重视辨证兼治，如颈椎病颈肌萎缩以脾经为主，皮肤干燥以肺经为主，筋

181

僵硬以肝经为主，骨质疏松乏力则以肾经为主。对于某些不适宜非手术治疗的患者，他也主张手术治疗。近10余年，韦贵康教授在研究手法治疗脊柱相关疾病时，善于学习和吸收国内外先进的诊疗经验，结合现代解剖学、生理病理学、生物力学等学科的相关知识，以中医基础理论为指导，中医骨伤科传统手法为基础，突出中医特色，强调以通为用，正则通、顺则通、松则通、动则通、调则通、荣则通，以"通"达到治疗目的。从理论到实践逐渐形成了一套针对性强、施术步骤规范、以客观指标为定量标准的整脊正骨手法，具有实用、简便、有效、安全、患者无痛苦的特点。

脊柱生理曲度的变化与颈肩背腰痛的关系

在生理状态下，脊柱从正面观呈一条直线，从侧面观则有四个曲度，即颈椎曲度（下称颈曲，下同）向前凸，胸椎曲度向后凸，腰椎曲度向前凸，骶椎曲度向后凸。脊柱四个生理曲度有何内在联系，改变后与颈肩背腰痛有何关系，韦贵康教授就此进行了一系列临床研究，取得了一定成效。

X线摄片时，颈椎曲度采用Borden氏法，即自C2齿状突后上缘至C7椎体后下角划一连线（底线），使椎体后缘连线形成一个相应自然弧，测量弧的最大垂直距离（一般

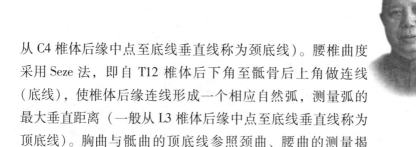

从 C4 椎体后缘中点至底线垂直线称为颈底线）。腰椎曲度采用 Seze 法，即自 T12 椎体后下角至骶骨后上角做连线（底线），使椎体后缘连线形成一个相应自然弧，测量弧的最大垂直距离（一般从 L3 椎体后缘中点至底线垂直线称为顶底线）。胸曲与骶曲的顶底线参照颈曲、腰曲的测量揭示。正常人腰曲值最大，颈曲和腰曲波动值较大。

脊柱曲度变化与症状相关联系，拟定分为五级。Ⅰ级：没有相关症状与阳性体征。Ⅱ级：近期有轻度相关症状或阳性体征，但属偶然出现。Ⅲ级：近期有相关症状或阳性体征，出现频繁，偶尔治疗。Ⅳ级：近期有相关症状与阳性体征，病情较重，影响工作生活，需要进行治疗。Ⅴ级：有相关症状与阳性体征，经反复治疗未见明显好转，不能正常工作生活。Ⅰ级为脊柱正常状态，Ⅱ、Ⅲ、Ⅳ、Ⅴ级为脊柱非正常状态。

经过对大量临床患者的观察和测量，得出以下结论。

1. 脊柱四个曲度的正常波动与前后凸值的关系以颈曲和腰曲波动最大。颈曲与腰曲之和大于胸曲与骶曲之和，男性为（1.67±0.46）cm，女性为（1.78±0.31）cm。

2. 脊柱四个生理曲度的变化情况与年龄、性别、负荷、损伤等因素有关。调整脊柱平衡，主要是通过颈曲、腰曲的变化而实现的，即先天性胸曲与骶曲是脊柱功能的基础，继发性颈曲与腰曲是适应脊柱功能变化的结果。由于受多种因素的影响，脊柱曲度的变化是一个复杂、无序的过程，50 岁以前多遵循"正常－稍变直－略加深"的过程，50 岁以后由于脊柱全面退变，其曲度变化可能呈紊乱现象。

183

3. 脊柱曲度变化与症状的关系，40 岁以前多成正比关系，40 岁以后不成正比关系，提示颈曲、腰曲变化与症状有关，对临床治疗有参考价值。

4. 脊柱曲度改变伴发临床症状，通过针对性手法与脊柱均衡牵引疗法治疗可收到良好效果，其作用原理在于调整脊柱力学平衡。对中青年伴有脊柱曲度改变的颈肩背腰痛的治疗，要重视脊柱曲度的恢复，如此才能收到良好效果。

手法治疗颈椎性血压异常

从 1976 年开始，韦贵康教授在手法治疗颈椎病的过程中，发现一些伴有血压异常（高血压或低血压）的颈椎病患者随着颈椎病的治愈或好转，其血压异常也恢复正常或改善，提示这些血压异常与颈椎病有关，鉴于当时国内外文献中尚无该方面的报道，故暂定名为"颈椎性血压异常"，之后韦贵康教授又对此做了深入的研究。

观察颈椎病伴血压异常 243 例，手法后显效 123 例，占 50.6%；有效 93 例，占 38.3%；无效 27 例，占 11.1%。总有效率为 88.9%，疗程平均 25 天，手法平均 7.1 次。对照观察血压正常与伴高血压的颈椎病患者各 20 例，手法后提示对伴高血压患者有降压作用，对血压正常者无明显影响。观察颈椎性血压异常 123 例，X 线片示术前颈椎有轻度移位者 41 例，手法后 1/3 有不同程度的改善。

通过动物实验，对家兔椎动脉、颈交感神经节进行刺激，结果发现牵拉或压迫刺激椎动脉，血压变化不大；刺激颈后神经节，血压略变高变低，以变低为多（幅度在 0.66 ~ 2kPa）；刺激颈前神经节，血压多升高（幅度在 1.3 ~ 2.7kPa）。这与临床观察到的高血压多伴随发生在上颈段颈椎病、低血压多伴随发生在下颈段颈椎病基本一致。电刺激对血压的影响不如牵拉、压迫刺激的变化大，这与临床所见的颈椎有轻度移位或颈曲改变患者较多发生血压异常相近似。

颈椎性血压异常的发病原理，初步认为是外伤或劳损（主要是慢性积累性损伤）等原因造成局部改变，如颈椎轻度移位、肌痉挛、炎症等，刺激颈交感神经节，使其支配的脑内血管运动中枢或上肢血管机能紊乱而造成中枢性或外周性血压异常。手法治疗在于纠正颈椎轻度移位，或解除局部肌痉挛、改善血液循环、消除炎症，从而缓解对颈交感神经节的病理性刺激，故能收到良好的效果。

韦贵康教授认为，该病证与中医的血痹、脑痹、心悸、眩晕等有相似之处。颈后部为诸阳经通路，经络不通，气血运行受阻，影响脏腑的功能，出现多种复杂的症状。治疗以"通"为手段，整复不正之椎骨，疏散停滞之瘀结，理顺不调之气血。手法的作用在于正则通、松则通、顺则通、动则通、调则通、荣则通，以"通"使气血脏腑功能恢复正常而奏效。

手法的治疗除遵循辨证论治、同病异治、异病同治的原则外，还要掌握好适应证与禁忌证。本组治疗未发现不

韦贵康

良反应，对年龄较大（60岁以上）、病程较长（5年以上）、颈椎骨质增生较严重、颈椎前滑脱、先天性畸形或有严重的心脏病、肾脏病、Ⅲ期高血压等患者应慎重。此外，在治疗过程中忽视适当的颈部休息或在治疗后忽视必要的颈部功能锻炼及颈部负荷过度者容易复发。

手法治疗效果相关因素

韦贵康教授在多年的临床工作中发现了手法在治疗效果上的差异，并总结了一些经验。

1. 与年龄有关 年龄不同，矫正效果不同。年纪愈轻，效果愈快；年纪愈大，脊椎附近的肌肉、韧带等软组织愈僵硬，效果较慢。

2. 与神经压迫时间有关 神经压迫时间愈短，矫正效果愈好；神经压迫时间愈长，附近的组织构造愈容易形成钙化现象，矫正效果较慢。

3. 与个人工作情况有关 工作较轻松者，矫正效果较好；较需使用脊椎负担工作者，矫正效果较慢。适当的运动可增加治疗效果。

4. 与个人姿势习惯有关 如站姿、坐姿及蹲下拾捡重物的习惯与矫正效果有关，不良姿势习惯者，矫正效果较慢。

5. 矫正期间使用辅助器材可缩短疗程 如腰椎侧弯者，使用护腰带辅助；颈椎有问题者，使用健康枕头辅助；腰椎经常酸痛者，可将靠背放在座椅上，以减少腰椎负担。

6. 与个人体质有关　体质弱者、虚寒者多容易患病，平日需注重防寒保暖，适当加强功能锻炼。

通过这些经验总结，在临床工作中注重手法后的保养和维护，对控制疾病发展、缓解症状有重要的作用。

对寰枢椎半脱位的认识

寰枢椎半脱位在骨科临床上常见，由于其表现与颈椎病、神经病、五官科和心内科某些疾病的表现十分相似，常被漏诊或误诊，得不到正确的诊断和治疗。寰枢椎半脱位在临床上一直不被西医骨科所重视，中医推拿界虽重视，但有关的基础研究相对落后，自 1907 年 Corner 首先报道寰枢椎半脱位以来，虽然相关报道比较多，但是目前仍有一些问题没有得到解决。

本病的发病机制尚不十分清楚，一般认为与颈部软组织尤其是咽后壁感染有关。颈部软组织感染扩散浸润至颈椎关节，引起颈部肌肉挛缩，关节囊松弛，使正常关节的对位发生旋转或侧方移位，齿状突后移导致脱位。也有学者推测其发病机制为炎性水肿造成寰椎横韧带扩张，寰枢关节不稳定。另外，正常情况下小儿颈椎韧带比成人更松弛，双侧侧块小关节较成人呈水平位，致使上下关节面之间不易有效制约，容易发生旋转移位，属古人描述的"落枕"范畴，部分内容实为寰枢关节半脱位。半脱位一旦发

187

韦贵康

生，椎旁静脉回流受阻，加强了颈部软组织的肿胀，使保护性的半脱位发生固定而不易复位。咽后壁感染往往是小儿发生寰枢椎关节半脱位的常见诱因。此外，颈部外伤、睡姿不良可以造成翼状韧带慢性劳损、齿状突发育不良等缺陷，也可出现自发性寰枢关节脱位。

本病典型的临床表现为突发性斜颈，颈部疼痛和僵直，枕大神经痛，向枕部、耳部放射，颈部活动受限等。如果单侧向前移位时，头部向健侧倾斜。脊髓压迫症状和体征极少发生。个别患儿可因脊髓受压而威胁到生命。有无明确的外伤史可作为与炎症所致半脱位的鉴别要点，X线片可帮助诊断。张口位 X 线片可见枢椎齿突与寰椎两侧块的间距不对称；侧位 X 线片能清楚显示齿突和寰椎前弓之间的距离变化，正常情况下在 3mm 以内。对于儿童，由于拍片时配合不好，经常不能满意显示该区解剖结构，或投影位置偏斜，引起枢椎齿突与寰椎两侧块间隙异常，需要多次 X 线检查，以免造成误诊。如怀疑寰椎椎弓骨折或上颈椎畸形，则需要 CT 检查。由于长期斜颈畸形，严重的寰枢关节陈旧性半脱位可能会导致面部发育不对称和出现对侧胸锁乳突肌挛缩。由于斜颈，患儿常喜欢卧床或用手托住下巴。

寰枢椎半脱位一般预后较好，部分患者可自愈。治疗方法包括颈椎牵引复位和固定，尚有感染存在应配合抗生素治疗。通常应用枕颌带取正中位牵引，牵引重量根据年龄和体重而定，儿童一般用 1.5～2.0kg，成人用 2.5～3kg即可，在牵引过程中注意颈椎的生理前凸，一般肩背部垫软枕抬高肩部。根据床旁 X 线片复查，了解复位情况，及

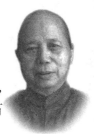

时调整牵引重量和肩背部垫枕情况。一般 2~3 日可复位，维持牵引两周，轻者颈围固定，严重者头颈胸外支架或石膏固定 2~3 个月。

目前对于手法治疗寰枢椎半脱位的争议仍然很大。在中医骨外科中首选颈椎牵引或颈领支托疗法，禁用手法扳动。西医外科中，大多数学者不提倡手法治疗，以防造成齿突后倾，压迫颈髓导致高位截瘫甚至死亡等严重并发症。韦贵康教授认为，手法是会有一定的危险性，但对于正规培训的医生来说，只要掌握好禁忌证，明确诊断，手法的危险性还是很小的。手法的效果并不一定是要让分离的寰枢关节间隙缩小，使齿状突的左右间隙恢复对称，而是为了缓解临床症状，改善功能，从而逐步康复。

韦氏经验方

一、通窍活血汤

组成：川芎 12g，赤芍 12g，桃仁 12g，生姜 3 片，大枣 5 枚，老葱 9g，麝香 0.1g（冲服）。

功用：清心开闭，祛邪解毒。

主治：各种外伤引起的闭证。病邪炽盛，神志不清或烦躁不安，面颧潮红，二便不通，汗出不扬，两手握固，脉弦细或弦数有力，舌质红绛，苔灰黄，血压偏高或正常等。多见于脑震荡或脑挫伤、毒血症、脂肪栓塞综合征等。

用法：水煎服，每日 1 剂。

189

加减运用：加石菖蒲、钩藤、金银花、蝉蜕、泽泻等。

方解：川芎气味雄烈，辛香走窜，性最疏通，虽入血分，但能调气止风；桃仁专攻瘀血，有泻无补，散结血，活死血；生姜辛走，开郁散气，健脾助胃；老葱辛通，善通阳气，上下内外，阳气无所不至；麝香气味悍烈，内透骨髓，外彻皮毛，为开窍醒神之要药；赤芍不仅功助活血，且清热凉血，以缓温热之偏；大枣甘温补中，与生姜配合，能调理脾胃，促进药力吸收，以奏速效。诸药合效，共奏清心开闭、祛邪解毒之功。

应用情况：在临床上，以此方为主治疗闭证，收到较好效果。

二、解痉散瘀汤

组成：丹参15g，白芍12g，赤芍12g，地龙6g，豨莶草12g，牛膝12g，当归尾12g，桃仁9g，两面针12g，甘草6g。

功用：活血通经，解痉散瘀。

主治：外伤或劳损所致的局部拘急瘀肿疼痛、颈肩腰痛、外伤血栓性静脉炎，属瘀滞型者。

用法：水煎服，每日1剂。重症可每日服两剂。

加减运用：局部疼痛较剧加乳香6g、没药6g，头痛加白芷12g，背部痛加葛根12g，肩部痛加姜黄12g，胸部痛加柴胡9g，腰部痛加杜仲12g。

方解：外伤、劳损临床上以瘀血阻滞多见，瘀停于内，经气不畅，肌肉失荣而痉，故以活血通经、解痉散瘀之法治疗。本方以丹参、赤芍、当归尾、桃仁通行上、中、下三焦，助行血力以散瘀，即所谓"血不活则瘀不去"。丹参有"一味丹参，功同四物"之说，取之调和气血，行而不破，散中有收；以白芍、地龙、牛膝、甘草解痉缓急止痛；配两面针、豨莶草消肿止痛。全方合用，旨在治本为主，同时治标，具有活血散瘀、解痉止痛之功。

应用情况：本方用于各种疾病的瘀滞型，疗效确切，总有效率98%。

三、脊髓康

组成：鹿角胶12g（烊化），炮山甲12g，土鳖虫6g，红花6g，川芎12g，黄芪20g，补骨脂12g，鸡内金9g，丹参15g，麝香0.05g（冲服）。

功用：补肾活血，通经逐瘀。

主治：脊髓型颈椎病。

用法：水煎服，每日1剂。

方解：脊柱为督脉所系，督脉为诸阳之会，总督一身之阳，一旦劳伤受损，必伤及手足三阳经，经络不通，则肢体麻木不用，不能活动。脊髓型颈椎病病程长，预后差，久病多痰多瘀，阳气蔽郁，兼耗气血，阴阳俱损，不荣筋节，故治疗上当开阳通闭，温阳活络，破痰逐瘀，方可鼓舞气血，以达四肢。方中鹿角胶、补骨脂有补肾作用，均能生精补髓，壮火益土；黄芪味清气浮，振奋元阳，有补气作用；丹参、红花、土鳖虫、川芎化瘀活血，攻专走窜；鸡内金化坚消积；加上穿透力较强的炮山甲、麝香，使药深达病所而奏效。

应用情况：动物造模实验发现，中药通过改善神经元

191

韦贵康

的微环境，对神经损伤具有保护作用，并可通过调节神经元的可塑性促进损伤功能的修复。对治疗早期轻型脊髓型颈椎病具有一定意义。

四、痛安汤

组成：两面针 12g，白芍 15g，龙骨 30g，甘草 5g，丹参 30g，田七 9g，降香 12g。

功用：活血清热，消炎。

主治：骨折疾病，各种气滞血瘀、瘀血化热筋伤的病证，如腰椎间盘突出症、急性腰扭伤、骨折后遗症、颈椎病等。

用法：水煎服，每日 1 剂。

加减运用：瘀肿甚加红花 6g、白花蛇舌草 12g，眩晕甚加钩藤 12g、天麻 12g，四肢痿软无力加鹿角胶 12g（烊化）。

方解：龙骨甘涩，逐邪涤痰，入肝破结，凡郁血败血，皆肝经之血积；丹参降而下行，专入血分，并有凉血清心之力，热而血滞者尤宜；白芍亦入肝经，化阴补血，补敛肝脏精血，养和经脉营卫；两面针祛风通络，现代研究发现其有抑制细菌生长的作用；田七，古有"南人军中金疮要药"之称，化瘀止血之功极强，止血不留瘀，活血兼止痛；降香活血化瘀；甘草调和诸药。

应用情况：配合手法治疗混合型颈椎病，总有效率96%。

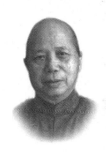

四肢骨折治疗经验

　　四肢骨折是常见的意外损伤之一，据国内文献记载，可占骨折就诊患者半数以上，一般骨折后 4 小时内或 12 小时内争取早期整复疗效较好，但在临床实践中发现伤后 4 小时内或 12 小时内来院接受处理者分别为总数的 21.48% 和 49.08%，多于半数患者未能在理想时间内及时得到整复处理，这是四肢常见骨折治疗方面应引起重视的问题。

　　常见骨折的中西医结合疗法及其理论早在 60 年代初已在国际上受到广泛重视。现在得到广泛公认的是固定的目的在于防止愈合不良，而非防止不愈合。连续过度牵引则可使愈合延迟，主张运用未伤及的肌肉、韧带的功能来阻止软组织萎缩，维持局部张力，帮助局部血液循环。

　　对于四肢常见骨折（以上肢肱骨髁上骨折、尺桡骨远端骨折，下肢股骨干骨折、胫腓骨骨折为主），采用手法复位、小夹板固定、中药治疗、功能锻炼。实践证明，中西医结合治疗骨折在整复、固定、牵引、功能锻炼等方面都具有骨折对位好、愈合快、疗程短、功能好、患者痛苦少、医疗费用省和并发症基本消灭等优点。

　　治疗总原则：固定与活动统一，局部与全身兼顾，筋与骨并重，手法与药物结合，医生与患者合作。骨折整复要做到"早、一、好"，即整复时间越早越好，争取一次整复成功，对位对线良好。骨折固定要做到"牢、适、少"，

韦贵康

即固定要牢固，患者感到舒适，在不影响牢固的前提下，材料使用要少一些。练功做到"早、常、好"，即练功时间越早越好，坚持经常练功，而且要有良好的练功方法。内服中药做到"活、和、补"，即内服中药早期用活血化瘀法，中期用和血生新法，后期用补肝肾、强筋骨法。

1. 施行正骨手法　整复时间越早越好，多在入院4小时以内进行。个别严重肿胀的骨折，如股骨干骨折，应先行抬高患肢，进行皮肤牵引，内服、外敷中药，一般3～5天后，待肿胀略消，再行整复。整复尽量达到解剖对位或近于解剖对位，有些骨折则要求达到功能对位（即对位在1/2～2/3，成角＜10°）。常用的整复手法为切摸寻骨、扳伸提按、捏挤分骨、折顶回旋、摇摆牵抖等。

注意事项：①掌握骨折复位的标准：复位是治疗骨折的首要步骤，骨折端复位愈好，固定也就愈稳定，功能锻炼才能及时进行，骨折才能如期愈合，肢体功能才能早日恢复。因此，每一例骨折都应认真整复，争取达到解剖复位或接近解剖复位。但在临床实际工作中，并非所有的骨折都能达到解剖复位，对于这部分患者，应根据其年龄、职业特点及骨折部位的不同，使其达到功能复位。所谓功能对位，即骨折在整复后无重叠、移位、旋转，成角畸形得到纠正，肢体的力线正常，长度相等，骨折愈合后肢体功能可以恢复到满意程度，不影响患者在工作和生活上的要求。如老年患者，虽骨折对位稍差，肢体有轻度畸形，但只要关节活动不受影响，生活自理无困难，疗效尚算满意。儿童骨折治疗时要注意肢体外形，不能遗留旋转及成角畸形，轻度的重叠及侧方移位在发育过程中可自行矫正。②准确把握骨折整复的时机：从理论上讲，骨折整复愈早愈好，早期复位，技术操作容易且易获得成功。但是，骨折的整复受诸多因素的影响，如患者的全身情况、患肢肿胀程度、皮肤条件以及是否合并血管、神经损伤等，这些因素直接或间接地影响骨折整复。因此，应全面权衡，在消除不利因素的基础上，把握骨折整复的最佳时机。③选择适当的麻醉方法：根据患者的具体情况，选择有效的止痛或麻醉方法。伤后时间不长，骨折又不复杂，可用0.5%~2%普鲁卡因局部浸润麻醉；如果伤后时间较长，局部肿胀明显，骨折较为复杂，估计复位有一定困难者，上肢采用臂丛神经阻滞麻醉，下肢采用腰麻或坐骨神经阻滞麻醉，尽量不采用全身麻醉。④手摸心会，准确了解骨折的移位情况：手摸心会不仅是手法整复前的必要步骤，而且亦应将其运用于整复过程中。每一个特定情况下发生的骨折必然有其特殊性，X线检查虽能清楚显示骨折的移位情况，但它毕竟是平面的、静止的信息，并不能替代医者亲手触摸的手感。因此，必须认真检查患肢局部的实际情况，触摸时宜先轻后重，由浅及深，从远到近，两头相对，边摸边想，根据触摸所得，结合X线片所见，在医者大脑"屏幕"上构成一个骨折移位的动态立体图像，此即为手摸心会。只有做到了这一点，才能达到"知其体相，识其部位，一旦临证，机触于外，巧生于内，手随心转，法从手出"的目的。⑤合理利用X线检查：X线检查不仅有助于骨折的进一步诊断，而且对骨折整复也有具体

韦贵康

的指导意义。但应尽量避免在 X 线透视下进行整复和固定，以减少 X 线对患者和医者的损害，若确实需要，应注意保护，尽可能缩短透视时间。另外，整复后拍摄常规投照位或特殊投照位片复查，以了解整复、固定的效果。

⑥其他事项：施行正骨手法时，应做到明确诊断，密切注意患者全身情况变化，制定切实可行的手法整复计划，准备好一切所需的用具及物品，思想宜高度集中，切忌使用暴力。

2. 夹板加垫固定　在不影响气血流通及患肢舒适的前提下，要求固定牢固；在不影响牢固的前提下，固定范围尽量小些。

（1）材料的选择：选用具有一定弹性及韧性的杉木皮或三合板制成平直夹板，压垫选用旧报纸或卫生纸，根据肢体形态及骨折移位需要，做成梯形、圆顶形、塔形、高低形等形态。夹板与压垫均按患者肢体大小、形态及骨折要求随时快速制作使用。

（2）固定形式：骨干骨折采用不超过关节的夹板加垫固定；关节内或靠近关节的大部分骨折采用超过关节的夹板加垫固定；无移位或轻度移位的股骨骨折，或有移位的此类骨折，手法整复成功后，采用夹板加垫固定再加皮肤牵引；严重重叠移位骨折、极不稳定型股骨干及胫腓骨干骨折使用夹板加垫固定再加骨牵引。

3. 功能锻炼　骨折修复的不同阶段，在不致引起骨折移位的前提下，要求功能锻炼越早越好。锻炼方式以自动锻炼为主，早期以肌肉收缩活动为主，中期以关节活动为

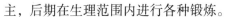

主，后期在生理范围内进行各种锻炼。

4. 内服、外敷中药　根据中医学辨证论治和伤科的特点，一般按"破、和、补"三期用药原则，适当内服中药，初期用复元活血的中药，中期用陈术四物汤加骨碎补、自然铜、合欢皮、川续断等，后期用六味地黄汤加减。外用时初期外敷冬青叶（捣烂）或白药膏，中期外敷五方膏，后期用千斤拔、豆豉姜、鸡血藤、宽筋藤、防风、艾叶等煎水外洗。关节内骨折，用五色花叶（或根皮）加适量生姜，捣烂，酒炒外敷。

适当内服、外敷中药可能起辅佐作用，中药在骨折愈合过程中所起的作用，目前尚不十分明了。现代研究证实，某些具有行气散瘀、活血生新、续筋接骨的中药对加强骨折端血运、清除凝血块与代谢分解物、促进纤维组织形成都有一定作用，可加速骨折的愈合，但这方面的确切机理是亟待研究阐明的问题。

5. 开放性骨折的处理　新鲜开放性骨折（12小时内），伤口用生理盐水冲洗，彻底清创，继用十一方酒冲洗，然后进行骨折整复。较大伤口（2cm以上）做一期缝合，小伤口缝合，创面湿敷十一方酒或直接外敷白药膏包扎，夹板固定，内服清热解毒中药。为了预防破伤风，常用玉真散1~3钱内服，一般服1日即可，必要时用破伤风抗毒素1500U皮试后肌注。

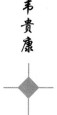

韦贵康

附：

韦氏整治手法

一、母法

1. 单人旋转复位法

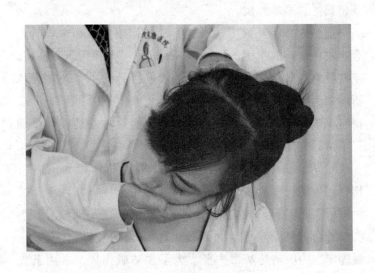

2. 角度复位法

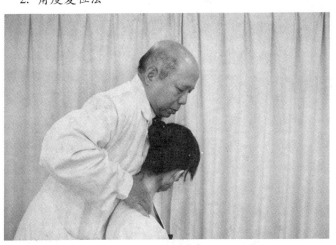

3. 侧旋提推法

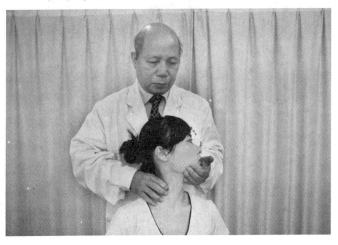

韦贵康

4. 加压抱头复位法

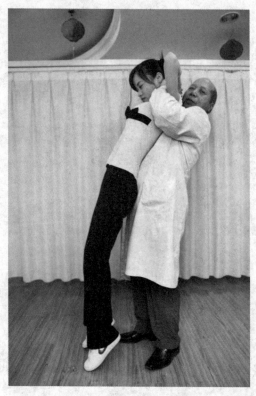

5. 膝顶法

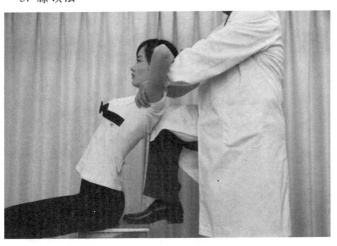

6. 斜扳法

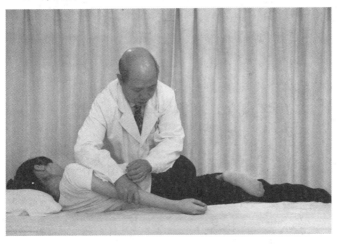

韦贵康

7. 旋转复位法

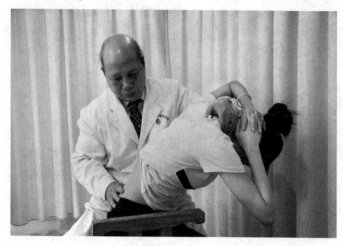

8. 单髋过伸复位法

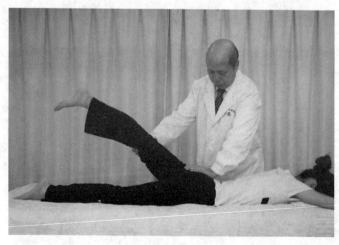

9. 单髋过屈复位法

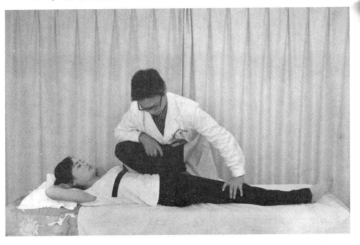

10. 侧卧挤压法

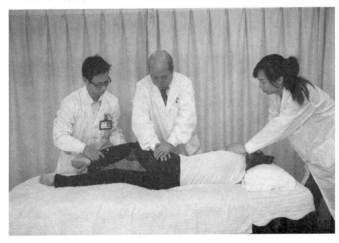

韦贵康

11. 推散法

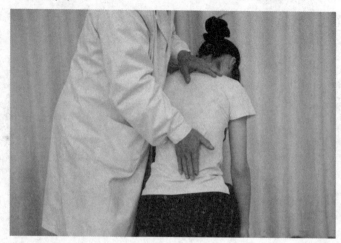

12. 活筋松解法

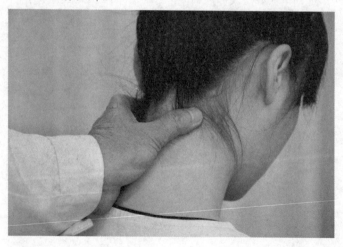

13. 理顺法

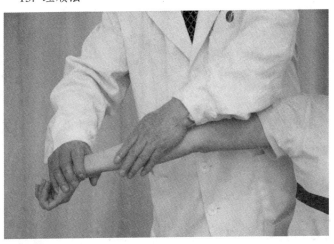

14. 拿筋法

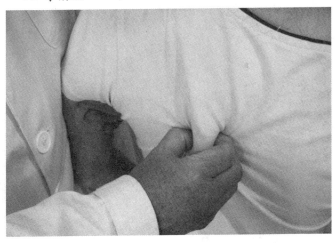

韦贵康

205

15. 叩击法

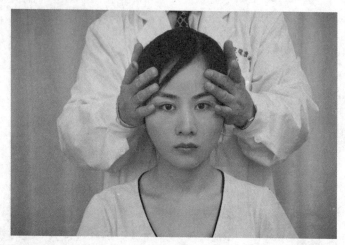

16. 传导法

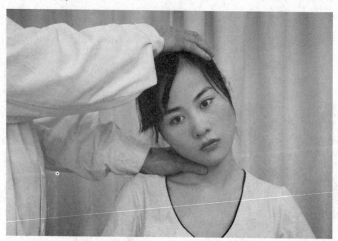

17. 反射法

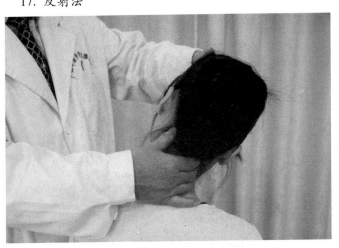

18. 调理法

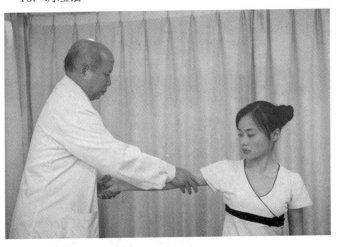

韦贵康

207

二、子法

1. 颈椎后伸钩拉法

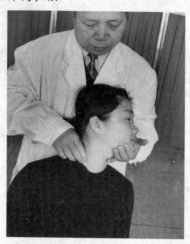

2. 颈椎微屈前推法

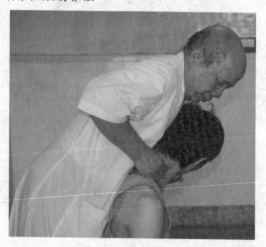

3. 加压抱头提拉法

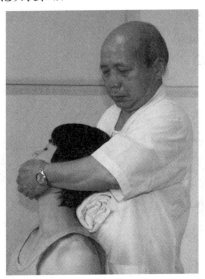

4. 卧位提拉旋转法

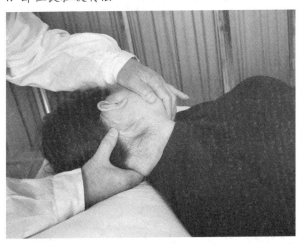

韦贵康

5. 颈椎悬位推按法

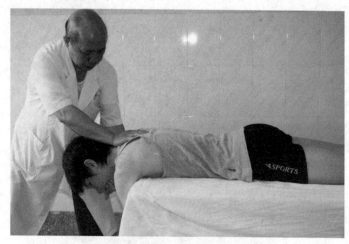

6. 加压提拉胸椎复位法

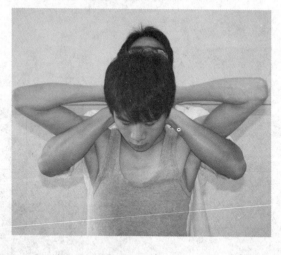

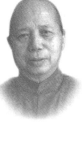

7. 动态推拉法

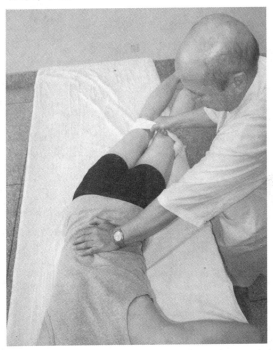

8. 摆腰法

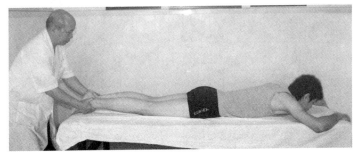

韦贵康

211

9. 屈髋旋转复位法

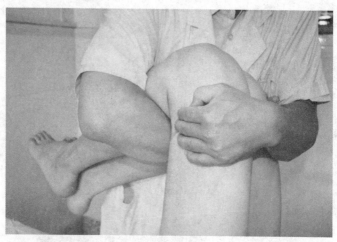

10. 端提悬击法

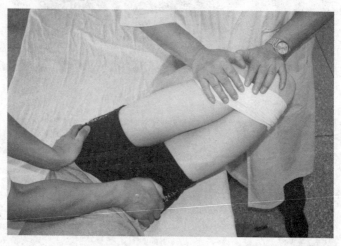

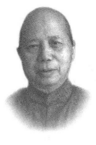

11. 颈椎牵引下四步整复法

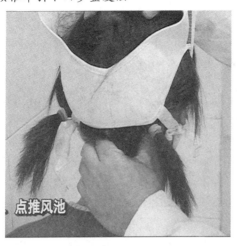

点推风池

12. 腰椎牵引下四步整复法

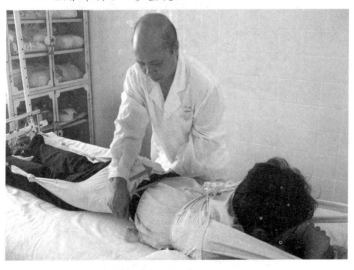

韦贵康

213

13. 鸣天鼓

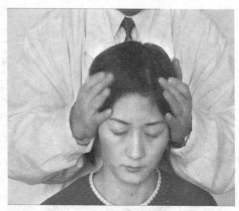

14. 弹捶

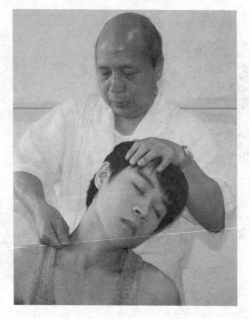

15. 腹部"S""?"手法

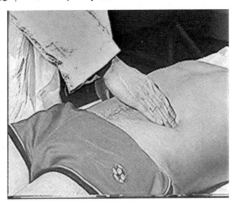

16. 回推法（合筋、通透法）

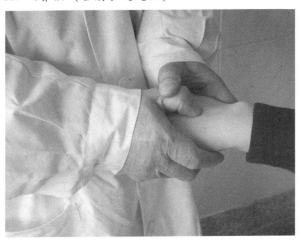

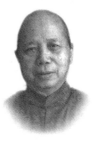

韦贵康

年谱

1938 年 10 月出生于宾阳县高田乡文华行政村新阳自然村一个贫穷家庭。

1946 年 9 月～1950 年 8 月进入南华村小学读初小。

1950 年 9 月～1952 年 8 月进入高田中心小学读高小。

1952 年 9 月～1956 年 8 月进入宾阳县昆仑中学（新桥）读初中（其中因病休学 1 年在家）。

1956 年 9 月～1958 年 8 月进入宾阳中学读高中（提前 1 年毕业）。

1958 年 8 月～1959 年 8 月进入南宁大学工学院土木工程系学习（1 年后该校在困难时期停办）。

1959 年 9 月～1960 年 8 月进入广西中医专科学校学习。

1960 年 9 月～1964 年 8 月进入河南平乐正骨学院学习（保送）。

1964 年 9 月毕业后分配到广西中医学院（现广西中医药大学）工作至今，其中 1971 年前在广西中医学院附院（现广西中医药大学第一附属医院）从事临床与带教工作，1972 年后在广西中医学院第二附属医院从事临床与教学工作。

1965 年 10 月～1966 年 4 月进入天津市人民医院进修骨科，主要老师尚天裕、周映清、姚树源等。

1969 年 2 月与胡贞德女士结婚。

1970 年 7 月～1971 年 8 月任广西中医学院附属医院医教组组长。

1972 年 9 月晋升为主治医师，任广西中医学院外伤教研组副组长。

1974 年 8 月转为讲师。

1975 年 10 月～1976 年 2 月进入中国中医研究院（现中国中医科学院）全国骨关节学习班学习，主要老师冯天有、尚天裕等。

1979 年 8 月，论文《旋转复位法对血压影响的对照观察》在《新医学杂志》发表，被美国国家卫生研究院录用。

1980 年 3 月～1981 年 3 月进入上海交通大学医学院附属新华医院进修骨科，主要老师胡清潭、姜为民、苏国礼等。

1980 年 5 月～1987 年 7 月任广西中医学院第二附属医院副院长、院长，兼外伤科（大外科）副主任。

1985 年 8 月晋升为广西中医学院副教授。

1986 年 6 月，主编的《软组织损伤与脊柱相关疾病》一书于广西科学技术出版社出版。

1987 年 3 月～1989 年 6 月任广西中医学院副院长。

1987 年 12 月首次访问香港，在香港讲学。

1987 年 4 月于《广西中医药》杂志发表论文《旋转复位手法治疗颈椎性血压疗效观察》。

1988 年 12 月首次赴新加坡进行学术交流。

1989 年 3 月在南宁市组织召开传统医学手法国际座谈会。

1989 年 4 月赴北京中南海为中央领导人家属看病。

1989 年 6 月～1998 年 8 月任广西中医学院院长兼党委副书记。

1990 年 8 月晋升为广西中医学院教授。

韦贵康

1990 年 10 月率广西中医学院代表团首次访问澳大利亚。

1991 年 6 月赴德国、奥地利考察。

1991 年 6 月首次出访苏联，被聘为苏联依尔库茨克骨伤科研究所和依尔库茨克医学院客座教授。

1991 年 8 月创立广西国际手法医学协会，被选为理事长。同年在南宁市主持召开首届国际手法医学与传统疗法学术会议。

1991 年 8 月，主持的项目"旋转复位手法与治疗颈椎性血压异常疗效研究"被评为国家中医药管理局科技进步三等奖。

1992 年 4 月获国务院颁发的政府特殊津贴，同年获全国"五一劳动奖章"，被评为全国优秀教师、全国优秀教育工作者。

1992 年 8 月创建广西中医学院骨伤科研究所，先后任室主任、所长。

1993 年 5 月被选为全国高等院校骨伤科研究会学会副会长。

1993 年 8 月被聘为《广西中医药》杂志主编。

1993 年 10 月引进俄罗斯 Illizarov 外固定架，在广西中医学院第二附属医院临床应用。

1993 年 11 月～2002 年 11 月任广西中医药学会常务副会长与骨伤科专业委员会主任委员。

1994 年 5 月被选为中国科学技术协会委员。

1994 年 6 月被聘为国家中医药管理局科技进步奖终评

委员会委员。

1994年8月"脊柱损伤性疾病整治手法研究与实践"获广西教学成果二等奖。

1994年8月特邀出席新加坡中医学院四十周年校庆，被聘为该学院客座教授。

1994年8月创办广西中医学院兴宁高级保健中心。

1994年12月召收首批新加坡骨伤科硕士班。

1995年6月首次赴美国进行学术交流。

1995年7月被聘为《中医正骨》杂志副主编。

1995年8月被聘为《中国中医骨伤科杂志》副主编。

1996年8月中标国家招标教材《中医筋伤学》，任主编。

1996年8月～2004年8月任广西壮族自治区科学技术协会副主席。

1996年10月被聘为上海中医药大学博士生导师。

1997年6月首次赴日本进行学术交流。

1997年7月被聘为国家自然科学基金奖评审专家。

1997年9月，项目"脊柱疾病研究成果在教学推广及其意义"获广西教育成果二等奖（自治区级）。

1997年12月招收首批香港骨伤科硕士生班。

1998年3月～2003年3月任广西壮族自治区政协常务委员会委员、医药卫生委员会主任。

1998年5月被中华中医药学会骨伤科专业委员会选为副主任委员。

2000年7月被聘为美国国际疼痛医学研究院名誉院长。

韦贵康

2000年8月被聘为美国纽约中医研究院名誉院长。

2001年9月率广西骨伤专家团参观俄罗斯伊尔库茨克骨科中心。

2001年10月，多功能移动式均衡牵引架临床应用研究获得国家专利。

2001年10月参加在澳大利亚悉尼召开的世界中医骨伤科学术会议。

2002年4月，主编的《中医骨伤科治疗手法图解（汉英对照）》一书在上海科学技术出版社出版。

2002年6月首次访问泰国。

2002年8月，主持的国家中医药管理局课题"脊柱生理曲度内在联系及其变化与颈肩腰背痛关系的临床研究"获广西科学技术进步奖三等奖。

2002年10月主持召开第六届国际手法医学与传统疗法学术会议。

2003年3月，主编的《脊柱与四肢软组织损伤治疗手法彩色图谱》一书在北京科学技术出版社出版，被评为北京重点图书。

2003年5月，"颈曲改变对神经根、椎动脉的影响与手法治疗临床研究"通过技术鉴定。

2003年7月被评为广西名老中医。

2003年8月主编《中国手法诊治大全》。

2003年8月被聘为香港骨伤学会荣誉会长、香港骨伤学院院长。

2003年10月在第二届世界中医骨伤科学术会（北京）

上被选为世界中医骨伤科联合会常务副主席。

2004 年 6 月被聘为广西元之源健康产业有限公司专家委员会主任委员。

2004 年 6 月首次赴瑞典进行学术交流。

2005 年 5 月被聘为广西中医学院骨伤科研究所名誉所长。

2005 年 6 月发起创办了世界手法医学联合会，在美国成功注册，于同年 10 月在新加坡成立，被选为第一届理事会主席。

2005 年 8 月发明"多功能均衡牵引架"，通过技术鉴定。

2005 年 8 月，项目"脊柱损伤性疾病与骨伤手法治疗研究"获 2005 年度广西卫生适宜技术成果推广奖一等奖和广西科学技术进步奖二等奖。

2005 年 10 月主持新加坡第八届国际手法医学与传统疗法暨亚健康研讨会，期间考察马来西亚。

2005 年 12 月，母亲去世，享年 93 岁。

2006 年 1 月录制《韦贵康教授整合脊柱病手法荟萃》，由人民卫生电子音像出版社出版。

2006 年 5 月，主编的《实用中医骨伤科学》一书在上海科学技术出版社出版，2006 年获华东地区图书一等奖。

2006 年 12 月，创办的《世界手法医学杂志》在美国注册成功，任总主编。

2006 年 12 月应聘为福建中医学院（现福建中医药大学）博士生导师。

韦贵康

2007 年 1 月被聘为广西中医学院骨伤学院名誉院长。

2007 年 6 月获中华中医药学会颁发的"国医骨伤名师"称号。

2007 年 11 月主持在台北召开的 2007 台北第九届国际手法医学与传统疗法暨第二届国际保健手法大赛学术会议。

2008 年 3 月应邀到北京参加"姚明左足舟骨应力性骨折手术后中医康复"专家研讨会。

2008 年 3 月，中华中医药学会与河南洛阳正骨医院举办"名院共建、名医培养拜师大会"，被聘为导师。

2008 年 4 月被选为世界中医骨伤科联合会资深主席。

2008 年 7 月被评为全国第四批老中医药专家学术经验继承工作指导老师。

2010 年 9 月被评为"八桂名师"。

2012 年 2 月被评为"桂派中医大师"。

2013 年 9 月被聘为中国中医科学院师承博士后导师。